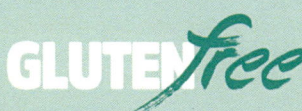

**Todos os direitos reservados
para a Editora Europa**
Rua Alvarenga, 1416 – São Paulo, SP
CEP 05509-003
Telefone (11) 3038-5050
sac@europanet.com.br
www.europanet.com.br

Diretor Executivo	Luiz Siqueira
Diretor Editorial	Roberto Araújo
Coordenação Editorial	Marco Clivati
Edição de Arte	Marco Clivati
Textos	Samira Menezes
Revisão de Texto	Mari Russo
Fotos e Ilustrações	Shutterstock
Fotos Receitas	Tomaz Vello e Paulo Lima
Produção (Receitas)	Beth Macedo

Tofu: 28 receitas / coordenação
editorial Marco Clivati --
São Paulo : Editora Europa, 2021
(Gluten Free)

ISBN 978-65-5884-126-5

Atendimento ao Leitor
Fabiana Lopes – fabiana@europanet.com.br

Circulação
Paula Tauil – paula@europanet.com.br

Promoção
Aida Lima – aida@europanet.com.br

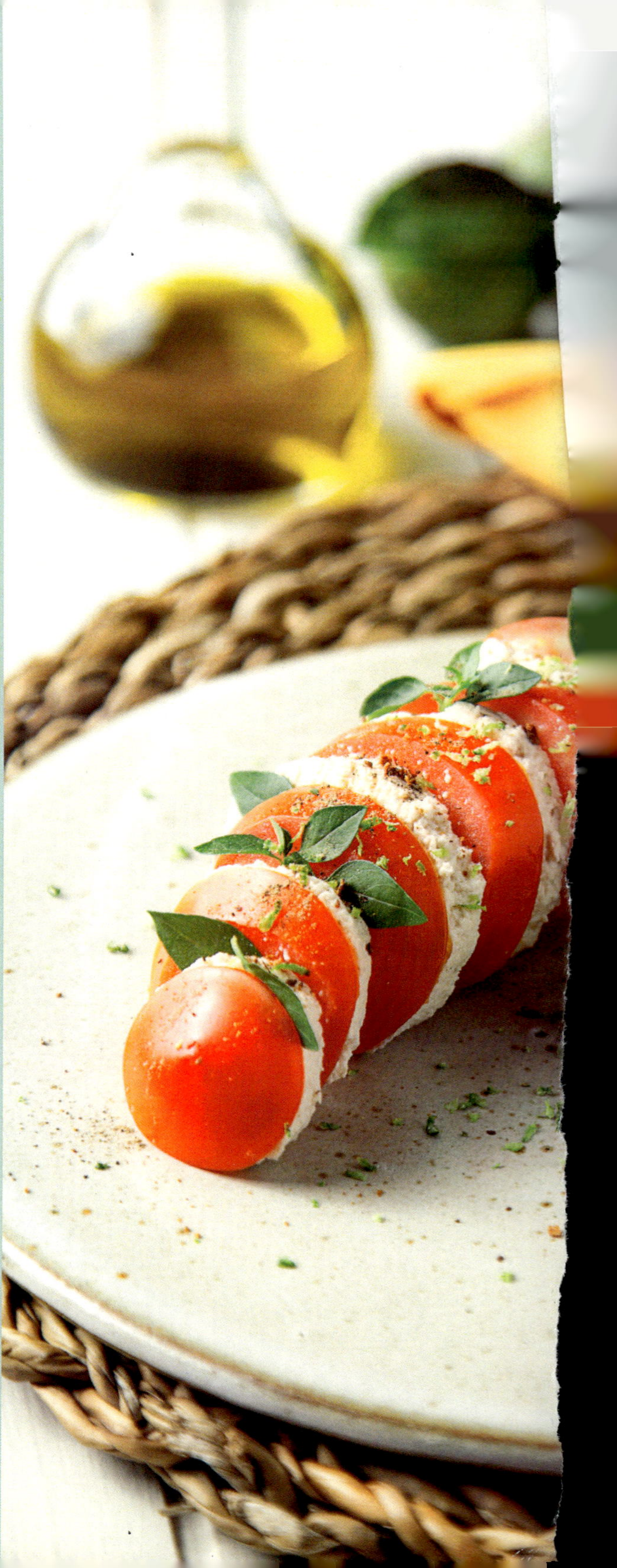

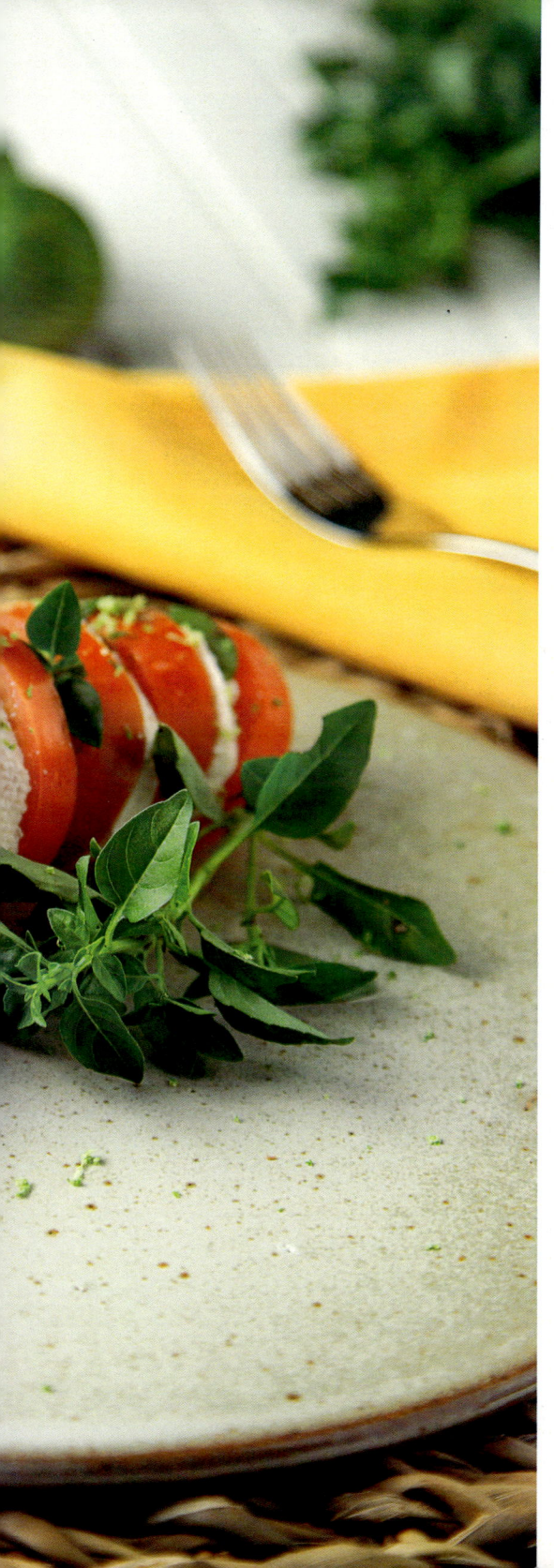

ÍNDICE

O precioso tofu............................ 04

RECEITAS
Molho ceasar 17
Caprese vegana........................... 18
Pão de batata e tofu 19
Pão de forma 20
Ricota de tofu 21
Hambúrguere de couve-flor 22
Hambúrguere com maionese 23
Grãomelete 24
Sopa cremosa de tomate........... 25
Missoshiro 26
Sopa de tofu e ervilha................. 27
Wrap cru 28
Tofu grelhado com tapenade.... 30
Tofu crocante.............................. 31
Espetinho de tofu 32
Baked potato com tofu 33
Quiche de tofu............................. 35
Harusame com vegetais 36
Baião de dois com tofu............... 37
Arroz frito 38
Tofu à brás................................... 39
Cebola estufadas com tofu 40
Caruru 42
Berinjela recheada...................... 43
Mousse de chocolate 44
Camadas de frutas vermelhas ... 45
Smoothie de cacau 46
Panqueca de tofu......................... 47
Mousse com calda...................... 48

O precioso TOFU

Rico em proteína e sem glúten, o tofu, com seu sabor neutro e textura maleável, tem muito a oferecer

Rico em proteína, sem glúten e muito versátil na cozinha, o "queijo" de soja ainda é enxergado com desconfiança por muita gente por causa do sabor extremamente neutro ou, simplesmente, por desinformação a respeito das suas possibilidades culinárias. Aliás, classificá-lo como queijo, é um dos erros mais comuns, porque isso induz os desinformados a pensar que ele é a substituição certa para queijos brancos, como a ricota ou o minas.

O certo é pensar no tofu como uma tela em branco, uma base, à qual você acrescentará cores, aromas e sabores de acordo com a sua criatividade. Além das propriedades nutricionais, o tofu tem a vantagem de ser maleável e fácil de ser trabalhado. Além disso, ele não tem sabor, conta com uma textura maravilhosa e funciona como uma esponja, abraçando o sabor que você der a ele. Ou seja, é verdade que o tofu "não tem gosto de nada", mas é justamente essa a sua vantagem na cozinha.

Graças a essa neutralidade, o tofu pode entrar no preparo de receitas salgadas, doces e até de bebidas. As possibilidades vão dos clássicos "ovo" mexido vegano ao *shake* cremoso e à massa de panqueca.

Nutricionalmente, o tofu também não tem nada a ver com aqueles queijos de origem animal chamados erroneamente magros. Só o tofu é magro de verdade. Enquanto a ricota, por exemplo, tem quase 600 calorias, 8 g de gordura e praticamente 50 mg de colesterol, o tofu aparece com 64 calorias, 4 g de gordura e zero colesterol, como indicam os dados da Tabela Brasileira de Composição de Alimentos (Taco), da Universidade Estadual de Campinas. Além disso, ele incrementa a ingestão de proteína.

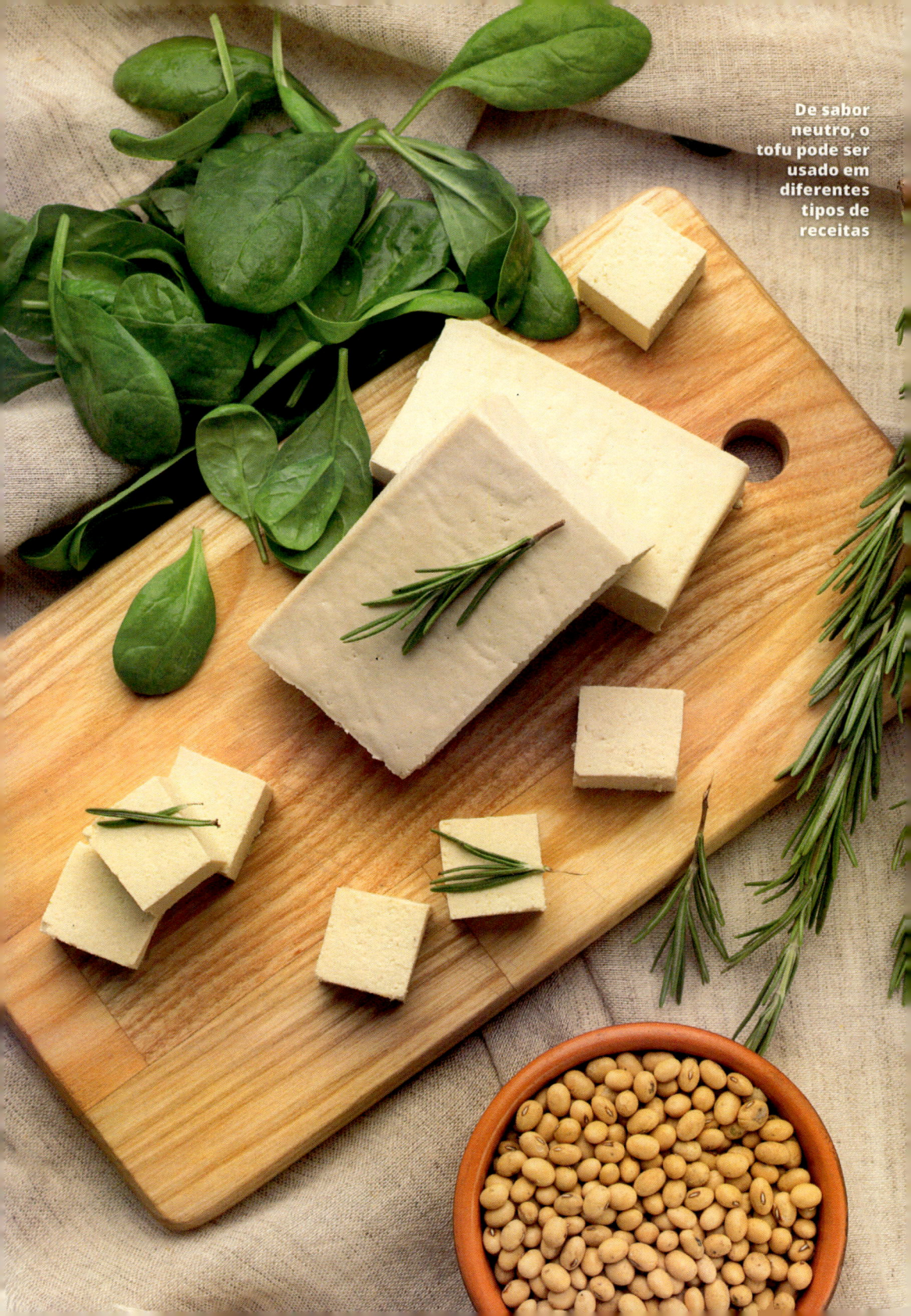

De sabor neutro, o tofu pode ser usado em diferentes tipos de receitas

Possibilidades e sabores

Existem muitas maneiras de dar sabor ao tofu, e isso dependerá do tipo de receita (salgada ou doce) e do próprio tofu (firme, *soft* ou defumado).

Na versão firme, ele pode ser fatiado e marinado em uma mistura de *shoyu*, azeite, gengibre ralado, cebolinha picada e todo tipo de erva fresca ou seca, como alecrim, salsinha e coentro. Quanto mais tempo marinando nessa mistura, mais o tofu vai absorver o sabor dos temperos. Em seguida, ele pode ser adicionado a saladas ou grelhado na chapa quente.

Com esse tipo de tofu, aliás, as possibilidades são ainda maiores. Você pode simplesmente amassá-lo com um garfo e temperá-lo com azeite, sal e ervas de sua preferência para obter uma pastinha ideal para passar no pão. E não só isso: também dá para usá-lo com outras leguminosas para preparar hambúrgueres caseiros ricos em proteína. Ainda é possível fazer versões veganas de pratos internacionais, como o famoso *fish and chips* (peixe e batata frita), tradicional na Inglaterra. O sabor de peixe, nesse caso, é dado pela alga *nori*, que é usada para cobrir o tofu.

Aliás, o tempero é tudo no universo do tofu. "Um tempero que gosto de usar bastante é a cúrcuma, pois ela agrega propriedades antioxidantes e antibacterianas à receita", comenta a *chef* Giovanna Vilela, que diz usar o tofu em tudo, até em substituição ao frango na versão vegana de estrogonofe.

"Também dá para incluir o tofu em preparações já completas, como uma torta salgada de verduras, para aumentar o teor de proteína da receita", acrescenta Giovanna, que ensina a fazer uma saborosa *quiche* vegana, que você confere na página 35.

Receitas doces também podem ser preparadas com o tofu, pois graças à sua neutralidade ele entra apenas para dar a textura cremosa, deixando o sabor dos outros ingredientes florescerem. Como, por exemplo, na *mousse* de chocolate vegano em que é batido com cacau em pó, essência de baunilha e algum tipo de doce, como agave ou açúcar mascavo. Depois de pronto, é apenas o sabor do chocolate que vem à tona. Segundo Giovanna, essa é apenas uma das possibilidades. É possível fazer uma infinidade de preparações doces com o tofu, como bolos, tortas e panquecas.

Outra vantagem desse ingrediente é a maneira perfeita com que substitui ingredientes de origem animal em qualquer tipo de receita. Por exemplo, cinco colheres de sopa de tofu batidas com um pouco de água no liquidificador equivalem à consistência de uma unidade de ovo, nas receitas em que o ovo entra como emulsificante, como bolos – essa substituição, aliás, ajuda a diminuir o teor de colesterol das receitas.

Não é só isso. O tofu substitui o leite em um *shake* de fruta, dando consistência cremosa, e o creme de leite e a ricota na receita de um patê.

É possível fazer uma infinidade de preparações doces com o tofu, como bolos, tortas e panquecas. Ele também substitui o leite em um *shake* de fruta, dando consistência cremosa

Tipos de tofu e como usá-los

No Brasil, existem basicamente três tipos de tofus: o *soft*, o firme e o defumado – este último é o único a vir pronto para ser grelhado ou incluído, por exemplo, nos ingredientes da feijoada em versão vegana.

De modo geral, por ser mais pastosa, a versão *soft* é indicada para o preparo de vitaminas, patês, molhos, sopas e sobremesas. Já a firme é mais resistente e desmancha menos, sendo boa para fatiar, marinar e, em seguida, grelhar, fritar ou assar como espetinho.

A *chef* Giovanna, porém, não aconselha a compra do *soft* por causa do custo--benefício. "Acho que vale mais a pena comprar sempre o firme, porque o tofu mole tem mais água e a gente acaba pagando por ela também. Economicamente, compensa mais você mesmo hidratar o firme, se for usá-lo em receitas que pedem a versão *soft*", aconselha a *chef*. Essa hidratação é feita batendo o tofu com água no liquidificador até obter a consistência desejada.

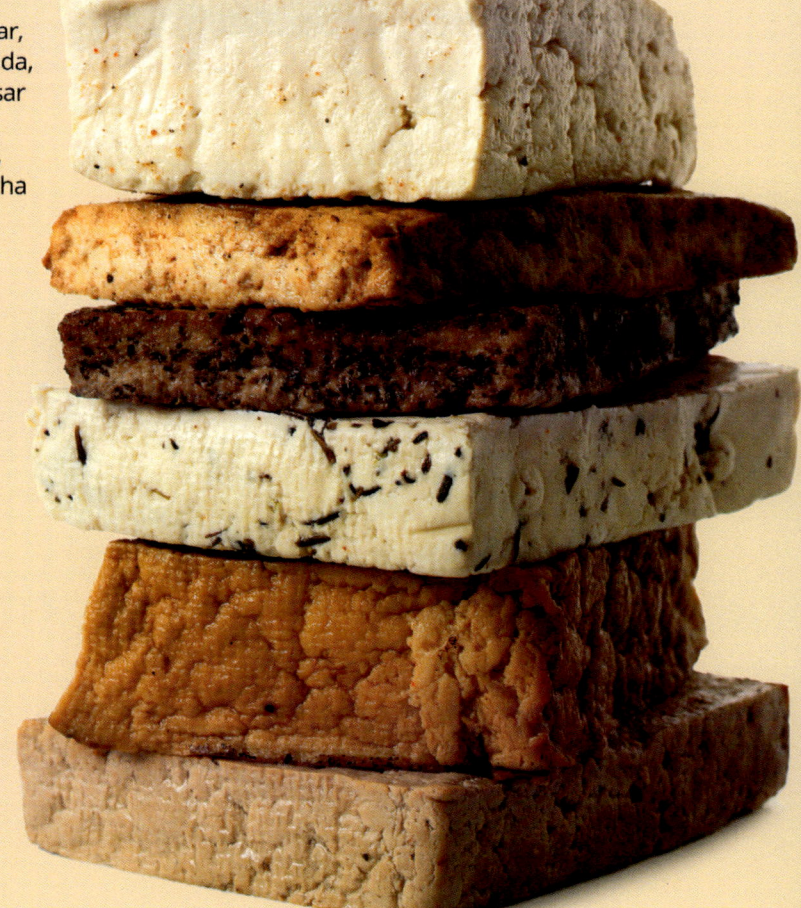

No mercado, você encontra o tofu em diferentes versões, como soft, fime e defumado

Nutrição em dia

Por ser um derivado da soja, o tofu contém as mesmas propriedades nutricionais da leguminosa. Em 100 g, estão presentes boas quantidades de proteína, cálcio, magnésio, fósforo e potássio. Essa combinação é perfeita para os ossos, principalmente quando, no seu processo de produção, o tofu é enriquecido com cálcio. Nesses casos, a biodisponibilidade do mineral presente no tofu é bem interessante para o organismo, pois gira em torno de 30% – a biodisponibilidade é a quantidade de um nutriente que o organismo consegue absorver e aproveitar. Outra vantagem do tofu para os ossos é a presença de cálcio, fósforo e magnésio juntos. Enquanto os dois primeiros fortalecem a saúde do esqueleto, o magnésio ajuda a fixar o cálcio nos ossos.

Em comparação com o grão da soja e da proteína vegetal texturizada (PVT), o tofu tem ainda outra vantagem: ele é mais facilmente digerido graças ao seu método de produção. Sua digestibilidade também é maior se comparado com outras leguminosas, como feijões e grão-de-bico, que podem causar gases, principalmente se não forem deixados de molho na água por oito horas antes do cozimento.

Apesar desses benefícios, é importante lembrar que, por ser derivado da soja, o tofu pode desencadear reações alérgicas em algumas pessoas. Assim como a leguminosa, ele traz em sua composição um pouco dos antinutrientes.

Os antinutrientes são substâncias presentes naturalmente nos grãos da soja e, se consumidas em excesso, atrapalham a absorção de minerais como cálcio e ferro. Por isso, a médica nutróloga Luiza Savietto não recomenda o consumo diário de tofu como prato principal. "Pelo fato de não ser fermentado, como o *tempeh*, o tofu deve ser usado para preparar lanches ou como condimento de sopas, e consumido de uma a três vezes por semana." Vale a pena lembrar que os níveis de antinutrientes são consideravelmente reduzidos após a hidratação ou a fermentação dos grãos das leguminosas.

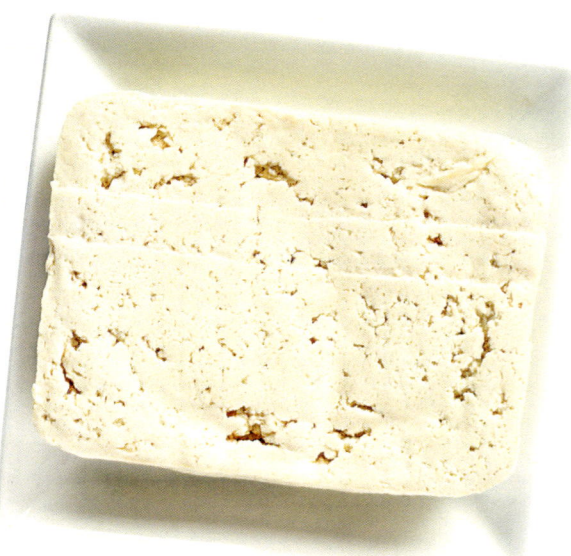

Outra vantagem do tofu para os ossos é a presença de cálcio, fósforo e magnésio juntos. Enquanto os dois primeiros fortalecem a saúde do esqueleto, o magnésio ajuda a fixar o cálcio nos ossos

O que você encontra no tofu

Calorias 64 kcal em cada 100 g
Consideradas baixas para uma dieta padrão de 2 mil kcal.

Proteína 6,6 g em cada 100 g
Nutriente fundamental para a formação e manutenção dos músculos, inclusive o cardíaco. A recomendação diária de proteína é de 0,8 g por quilo de peso corporal, mas isso pode ser maior, dependendo do estilo de vida da pessoa, como no caso dos atletas.

Cálcio 81 mg em cada 100 g
Alguns tofus vêm enriquecidos com cálcio e, consequentemente, oferecem boa biodisponibilidade desse mineral fundamental para a saúde dos ossos – cerca de 30%. Apenas por curiosidade: os brócolis são campeões da biodisponibilidade de cálcio com 61,3%. A recomendação diária de cálcio é de 1.000 mg para homens e mulheres.

Magnésio 38 mg em cada 100 g
Este mineral participa com o cálcio da manutenção da saúde óssea, pois segura o cálcio nos ossos. Além disso, favorece o movimento intestinal. A recomendação diária é de 420 mg para homens e 320 mg para mulheres.

Fósforo 130 mg em cada 100 g
Atua em conjunto com o cálcio no metabolismo dos ossos. A recomendação diária é de 700 mg para ambos os sexos.

Potássio 182 mg em cada 100 g
O mineral atua diretamente na qualidade da pressão arterial, porque regulariza a quantidade de sódio na corrente sanguínea. Ele também participa da atividade cerebral. Recomenda-se consumir por dia 4.700 mg de potássio, tanto homens como mulheres.

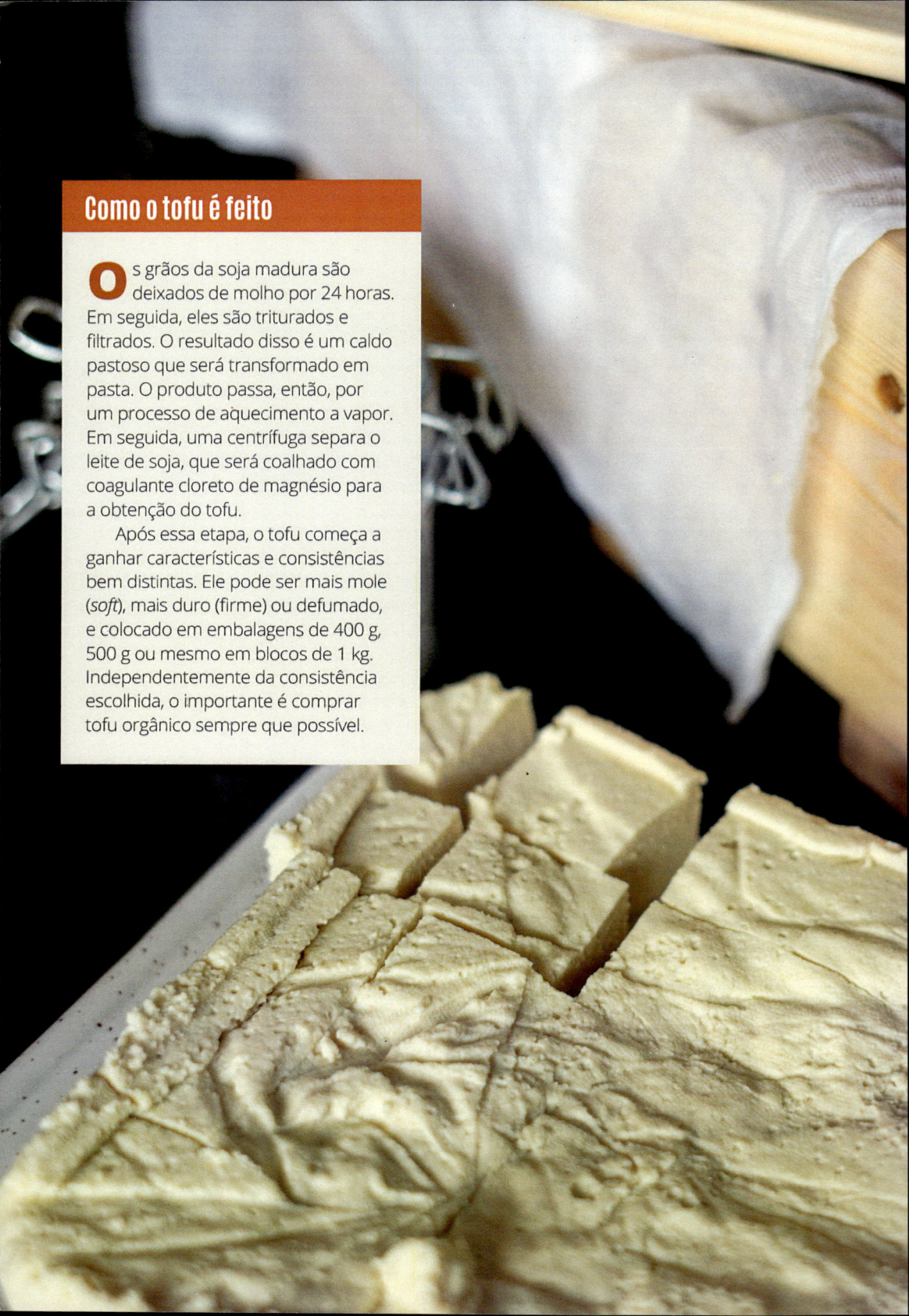

Como o tofu é feito

Os grãos da soja madura são deixados de molho por 24 horas. Em seguida, eles são triturados e filtrados. O resultado disso é um caldo pastoso que será transformado em pasta. O produto passa, então, por um processo de aquecimento a vapor. Em seguida, uma centrífuga separa o leite de soja, que será coalhado com coagulante cloreto de magnésio para a obtenção do tofu.

Após essa etapa, o tofu começa a ganhar características e consistências bem distintas. Ele pode ser mais mole (*soft*), mais duro (firme) ou defumado, e colocado em embalagens de 400 g, 500 g ou mesmo em blocos de 1 kg. Independentemente da consistência escolhida, o importante é comprar tofu orgânico sempre que possível.

Opção mais saudável

Não só tofu. Da soja também é possível obter leite, proteína vegetal texturizada (o famoso PVT ou carne de soja), farinha, óleo, *shoyu*, *tempeh* e missô.

No *ranking* das opções mais saudáveis, especialistas em saúde elegem em primeiro lugar o *tempeh* e o missô, por serem fermentados. O tofu fica com a medalha de prata por ser coalhado e o PVT em último, pelo fato de ser um subproduto da soja altamente processado – durante seu processo de fabricação, as vitaminas se vão e os inibidores das enzimas permanecem, atrapalhando a digestão e levando a deficiências nutricionais.

É importante ter esse *ranking* em mente porque muitos novos vegetarianos costumam trocar a carne pela "carne de soja", por motivos como preço baixo, facilidade de preparo e aparência semelhante à da carne animal moída.

Se você eliminou a carne da alimentação recentemente e está preocupado com a ingestão de proteína, a regra é simples: coma diariamente leguminosas com cereais integrais, como arroz integral com feijão, que oferecem todos os aminoácidos essenciais de que você precisa para seu corpo formar a proteína. O tofu e o *tempeh*, por exemplo, entram como complemento da ingestão diária de proteína.

Por que o tofu orgânico é melhor?

Uma das dicas mais importantes na hora de comprar o tofu é ver se ele é orgânico. Geralmente, esses vêm identificados com um selo na embalagem, como o da Ecocert, por exemplo. Essa escolha não tem a ver com sabor, textura nem rendimento do produto, mas sim com um cuidado maior pela saúde e pelo meio ambiente.

Os poucos estudos independentes a respeito do impacto da soja transgênica na saúde em longo prazo apontam para maiores chances do desenvolvimento de câncer, principalmente nos órgãos reprodutivos, e aumento da resistência do corpo ao uso de antibióticos.

Além disso, a soja transgênica favorece o uso excessivo de agrotóxicos, pois as plantas são geneticamente modificadas para não serem afetadas pela aplicação desses venenos.

Segundo relatório do Serviço Internacional para a Aquisição de Aplicações em Agrobiotecnologia, publicado em maio de 2017, 96,5% da soja cultivada no Brasil é transgênica. Em outras palavras, se o seu tofu ou qualquer outro alimento proveniente de soja não for orgânico, as chances de ele ter sido produzido de soja transgênica são enormes. Evite sempre que for possível.

O tofu não tem nada a ver com queijos de origem animal chamados magros, porque só o tofu é magro de verdade. Ao contrário desses queijos, o tofu tem poucas calorias, baixíssimo teor de gordura e zero colesterol

Proteção para homens e mulheres

Lembra aquela história de que a soja alivia as ondas de calor típicas da menopausa por ser fonte de isoflavonas, substâncias que imitam o hormônio estrogênio? Não é bem assim. Um recente estudo mostrou que o consumo de soja e de tofu pode retardar a entrada precoce na menopausa, graças à presença de proteína vegetal, e não das isoflavonas.

Publicado no *Jornal Americano de Epidemiologia*, em junho de 2017, a pesquisa intitulada "*Dietary Protein Intake and Early Menopause in the Nurses' Health Study II*" mostrou que o consumo de 32,5 g de proteína vegetal (três a quatro porções) por dia, proveniente principalmente de soja, tofu, castanhas, sementes e cereais integrais, afastou o risco de mulheres entrarem na menopausa precocemente. Consequentemente, elas tiveram a vida reprodutiva alongada e o risco de problemas cardíacos e osteoporose, muito comuns na menopausa, diminuídos. Para chegar a essa conclusão, pesquisadores da Universidade de Massachusetts Amherst e da Escola de Saúde Pública de Harvard, nos Estadus Unidos, acompanharam e analisaram os hábitos alimentares de 116 mil mulheres com idades entre 25 e 42 anos desde 1991.

Porém, não são só as mulheres que se beneficiam do consumo do tofu. Outra pesquisa, intitulada "Consumo de soja e risco de câncer de próstata em homens: uma revisão de meta-análise", mostrou que a ingestão de tofu e leite de soja é capaz de reduzir em 30% o risco de homens desenvolverem esse tipo de câncer. Aliás, a proteção oferecida pelo tofu foi maior inclusive do que a proteção dada pelo consumo de alimentos de soja fermentados, como *tempeh* e missô, considerados as melhores e mais saudáveis opções da soja.

Essa revelação contradiz, portanto, a ideia de que o consumo de soja pode prejudicar os homens por causa (olha elas aí de novo) da presença das isoflavonas. Segundo o endocrinologista Dr. Luciano Giacaglia, de São Paulo, a soja contém quantidades mínimas de fitoestrógeno (isoflavonas). "A hipótese de que a soja beneficia o tratamento de sintomas da menopausa surgiu em função do fato de que mulheres asiáticas apresentam menos sintomas do climatério em relação às ocidentais." Por outro lado, continua ele, sabe-se que os hábitos alimentares das orientais como um todo e sua carga de atividade física também são melhores. Então fica difícil separar o que seria um efeito da soja ou dos hábitos de vida.

Segundo o especialista, para que se observassem quaisquer efeitos biológicos da isoflavona, como alívio dos sintomas da menopausa nas mulheres ou diminuição da libido e crescimento das mamas nos homens, seria necessário ingerir ao menos 2 kg do grão da soja por dia, o que não é recomendado do ponto de vista da qualidade nutricional de uma dieta.

Pelo fato de não ser fermentado, como o *tempeh*, o tofu deve ser usado para preparar lanches ou como condimento de sopas, e consumido de uma a três vezes por semana

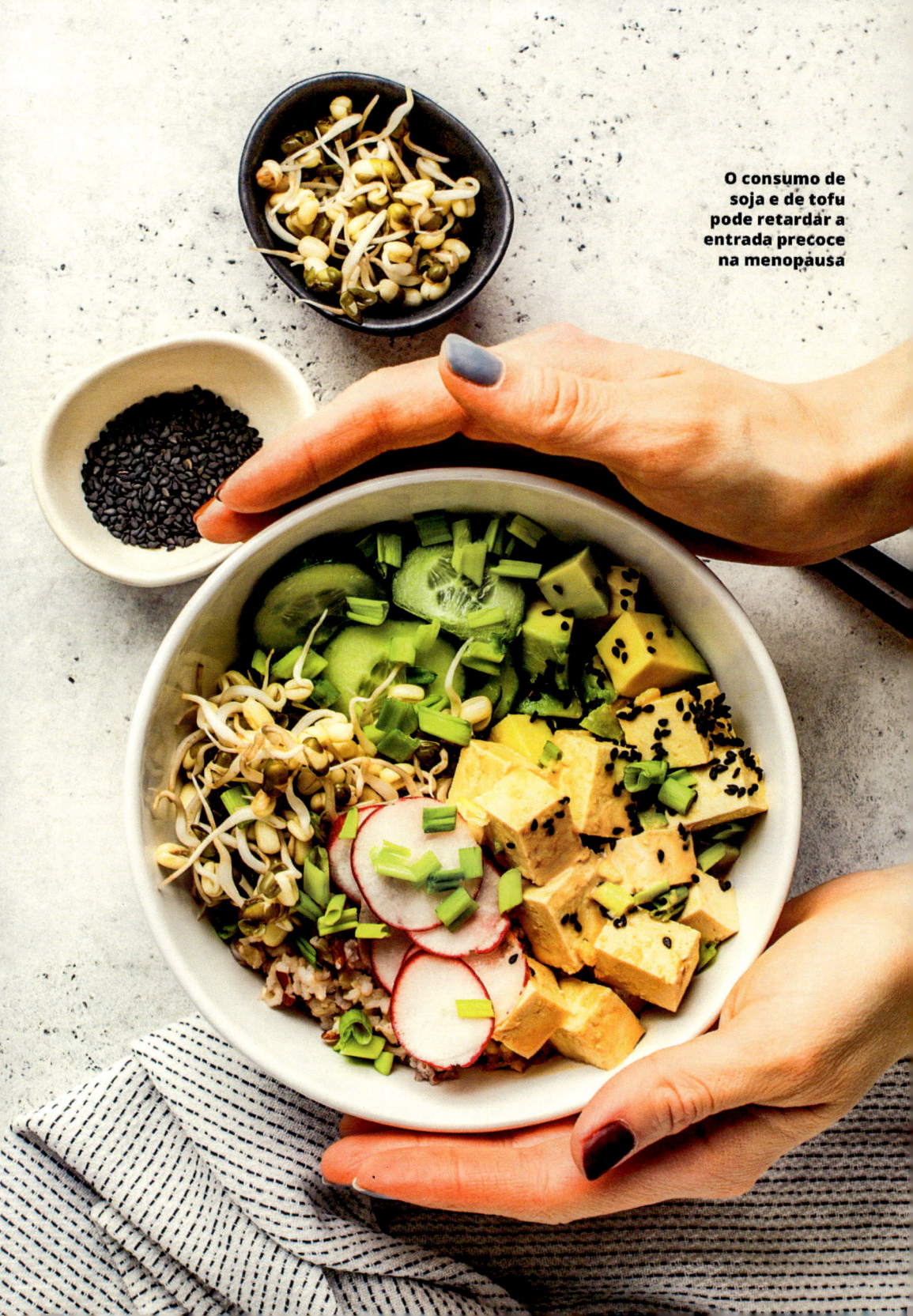

O consumo de soja e de tofu pode retardar a entrada precoce na menopausa

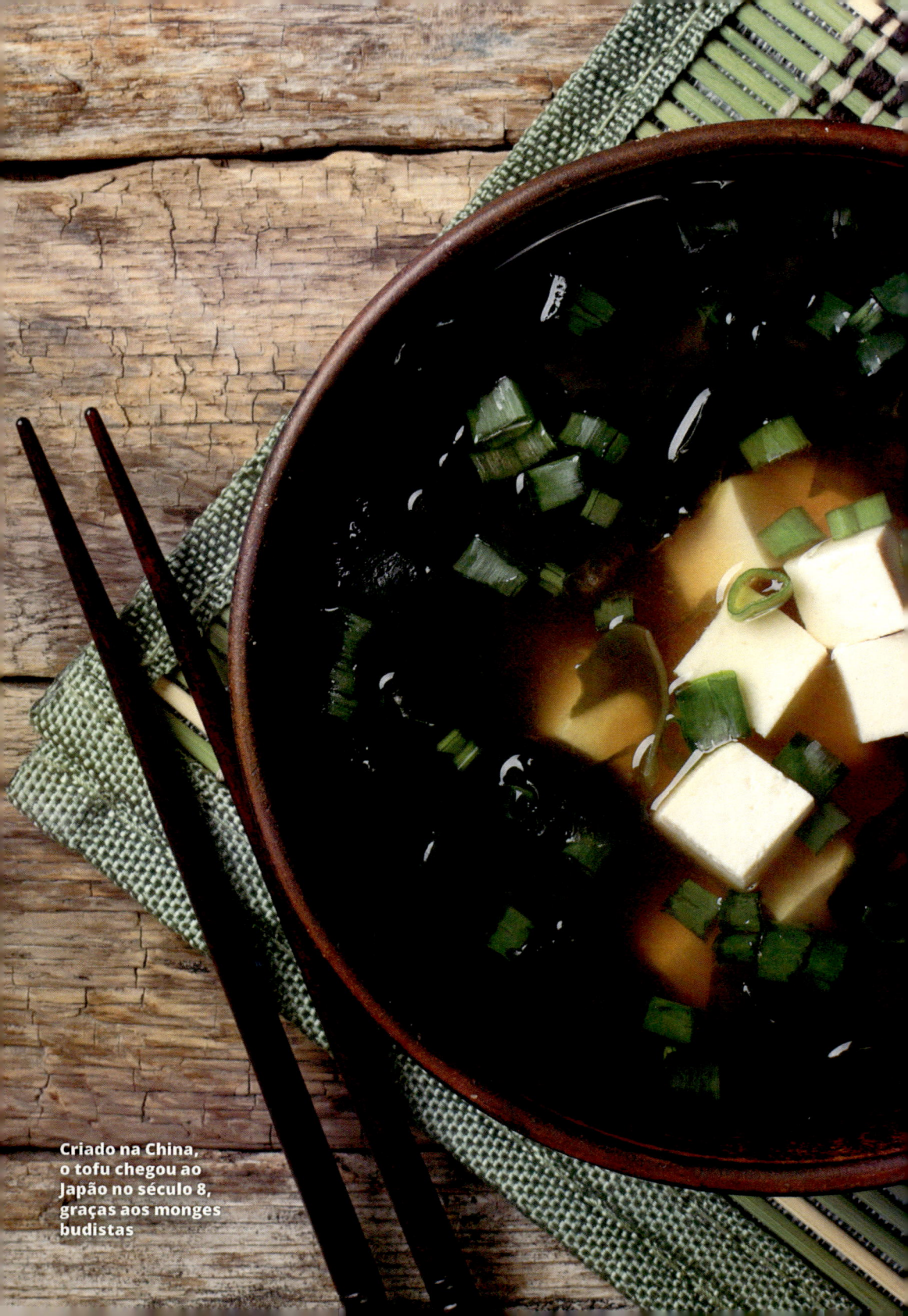

Criado na China, o tofu chegou ao Japão no século 8, graças aos monges budistas

Fama antiga

O interesse pelo tofu, porém, não é de hoje. Há cerca de 2 mil anos, os chineses descobriram meio que por acaso que, ao misturar sal com o leite obtido da soja, chegava-se a uma espécie de coalhada vegetal de sabor suave e textura macia.

Essa descoberta, porém, ficou restrita à China por muito tempo. Foi só no século 8 que monges budistas japoneses, em visita ao país vizinho, encantaram-se com o ingrediente e levaram-no para o Japão, onde ganhou o nome de tofu e começou a se popularizar.

Segundo a Associação Japonesa do Tofu, após sua introdução no Japão, gradualmente ele começou a fazer parte das receitas culinárias da nobreza japonesa e dos samurais, até que a partir do século 17 se popularizou de vez, com algumas alterações.

Enquanto na China se comercializava apenas o tofu firme, no Japão foi criado o tofu *soft* por dois motivos: paladar e lucro. Os consumidores japoneses preferiam os tofus mais moles e pastosos, e os produtores notaram que poderiam ganhar mais com eles, uma vez que se usava mais água em comparação com o firme. Foram também os japoneses que fizeram pela primeira vez o tofu grelhado.

Os chineses, por outro lado, criaram o tofu prensado "*doufu gan*", em que a iguaria vem praticamente seca, pois é prensada até que sua consistência fique tão firme quanto a de um queijo. Por lá,

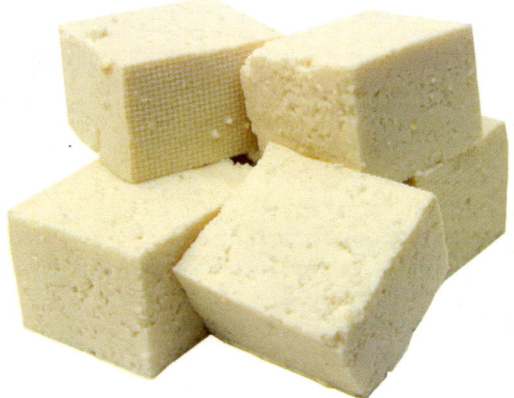

existem ainda folhas de tofu prensadas (*qianzhang ou baiye*), que podem ser cortadas finamente para fazer macarrão de tofu. Essa versão pouco conhecida se popularizou inclusive na *hippie* São Francisco (EUA) dos anos de 1970.

A versão defumada, bem conhecida dos veganos brasileiros, que a usam para incrementar feijoadas vegetarianas, aparentemente foi criada no Vietnã por um francês, no começo do século 20 – época em que a França dominava a região e o comércio de especiarias, plantas e todo tipo de ingredientes era intenso da Ásia para a Europa. Em seu livro *Uso Estendido de Produtos de Feijão de Soja*, o francês Francis Beltzer, que estudou a soja no Vietnã, afirma que cozinhar tofu firme em uma mistura de quatro partes de água e uma parte de molho de soja, e defumá-lo tal como se faz com carnes, é uma substituição saudável para o *bacon*.

Independentemente do tipo, o tofu nunca vai sair de moda nem do cardápio de quem se preocupa com a saúde e gosta de usar a criatividade na cozinha.

Há cerca de 2 mil anos, os chineses descobriram meio que por acaso que, ao misturar sal com o leite obtido da soja, chegava-se a uma espécie de coalhada vegetal de sabor suave e textura macia

RECEITAS GLUTEN FREE

Entradas, saladas, pratos simples e sofisticados. São 28 receitas sem glúten e muito nutritivas

MOLHO CEASAR
Chef Giovanna Vilela

Ingredientes
- 1 xícara de tofu firme
- 1 colher (sopa) de azeite
- ½ colher (sopa) de levedura nutricional
- Suco de ½ limão
- 1 colher (chá) de mostarda *dijon*
- 1½ colher (chá) de alcaparras espremidas
- 1 dente de alho
- 1 colher (chá) de alho em pó
- Sal e pimenta-do-reino a gosto

Preparo: Bata todos os ingredientes no liquidificador, até obter um creme homogêneo. Use sobre salada de folhas verdes.

Rende: 2 porções

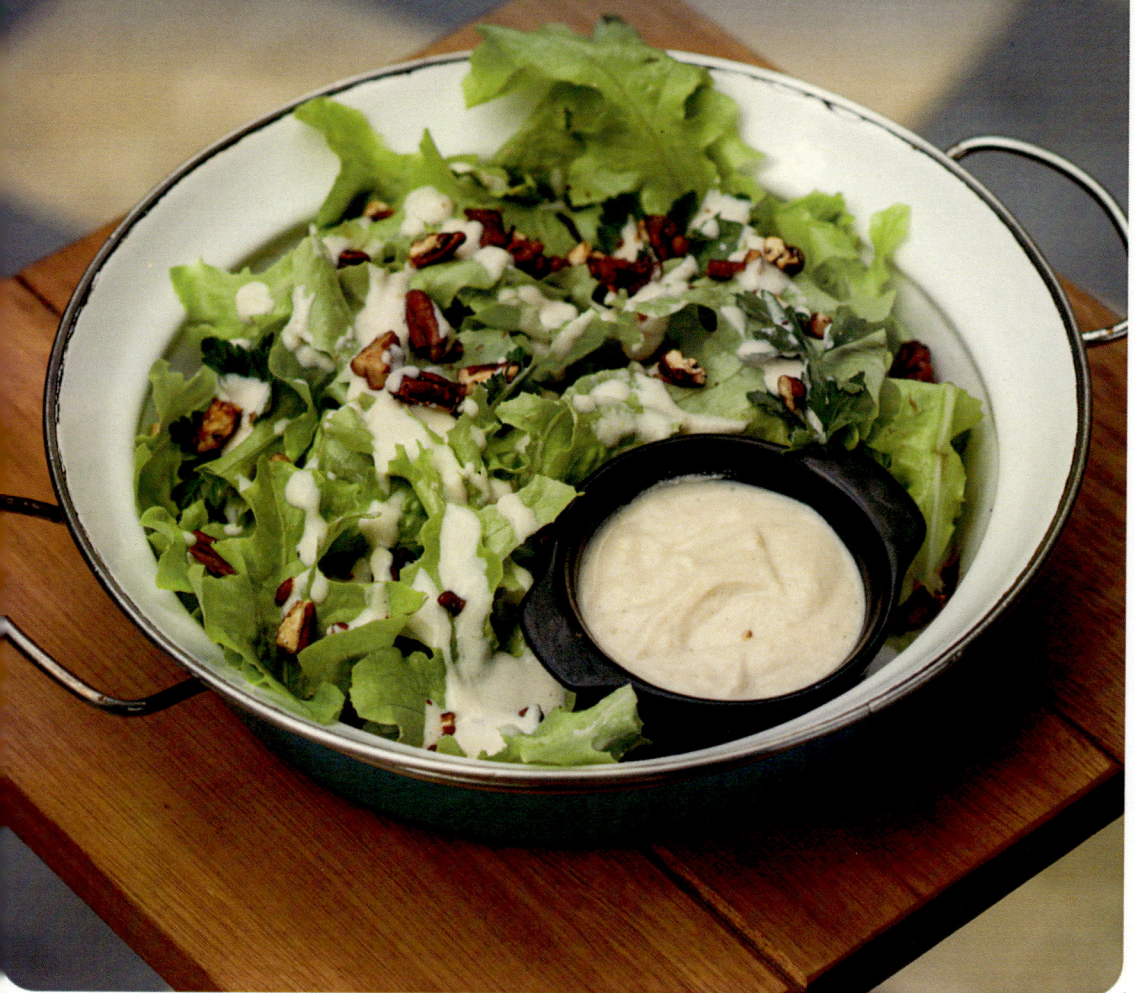

CAPRESE VEGANA
Chef **Juliana Palma**

Ingredientes
- 1 peça de tofu firme (400 g)
- 2 tomates italianos
- Folhas de manjericão fresco a gosto
- Azeite de oliva
- Sal e pimenta-do-reino a gosto
- Raspas de limão

Preparo: Corte os tomates em rodelas. Corte o tofu em fatias com a mesma grossura das rodelas de tomate. Em seguida, use os tomates como molde para cortar o tofu em círculos (guarde as rebarbas do tofu para fazer outra receita). Organize as rodelas de tomate com as rodelas de tofu intercalando-as. Para finalizar, acrescente folhas de manjericão fresco entre os tomates e as fatias de tofu. Adicione sal, um fio de azeite, pimenta-do-reino e raspas de limão.

Rende: 2 porções

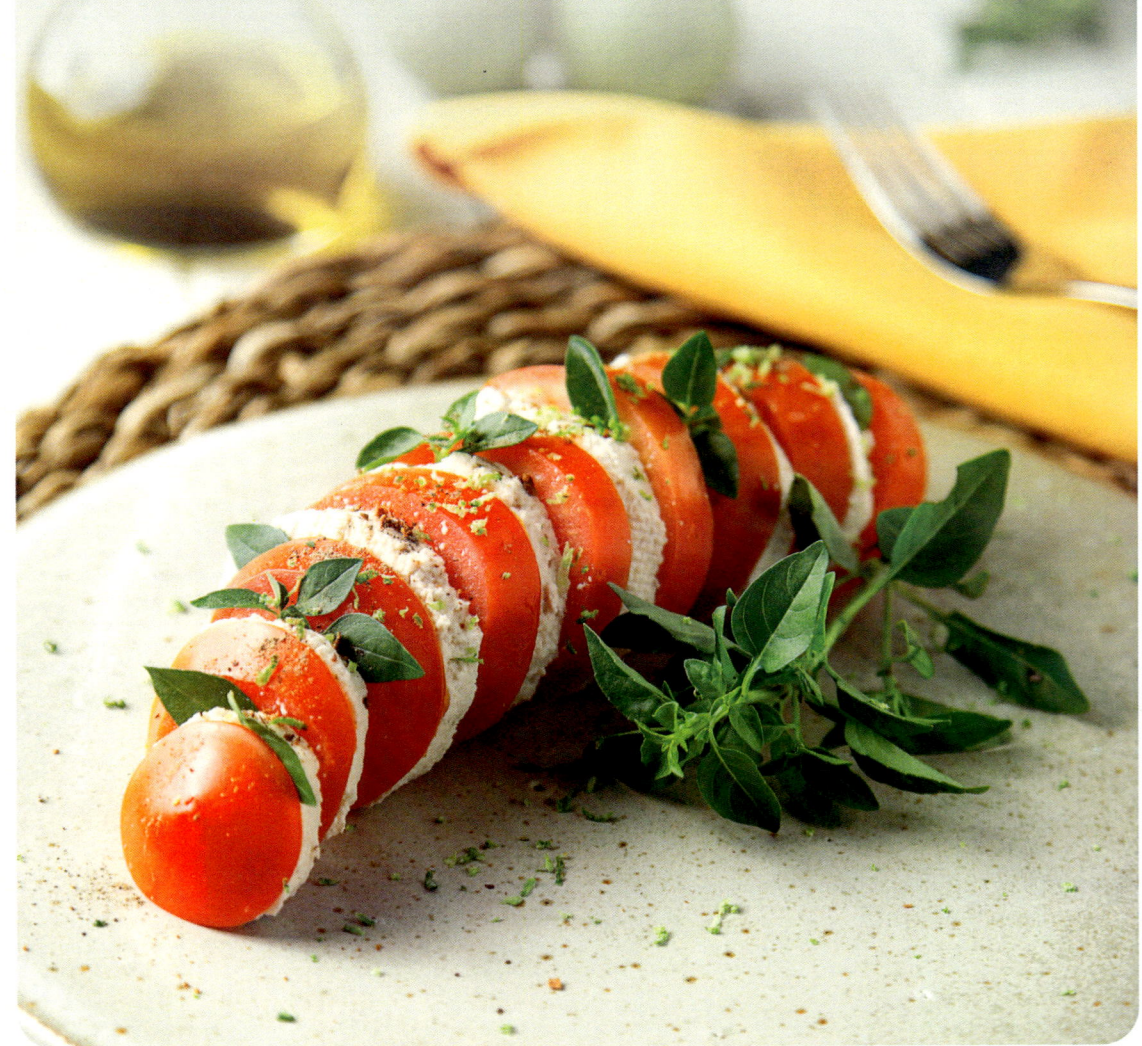

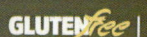

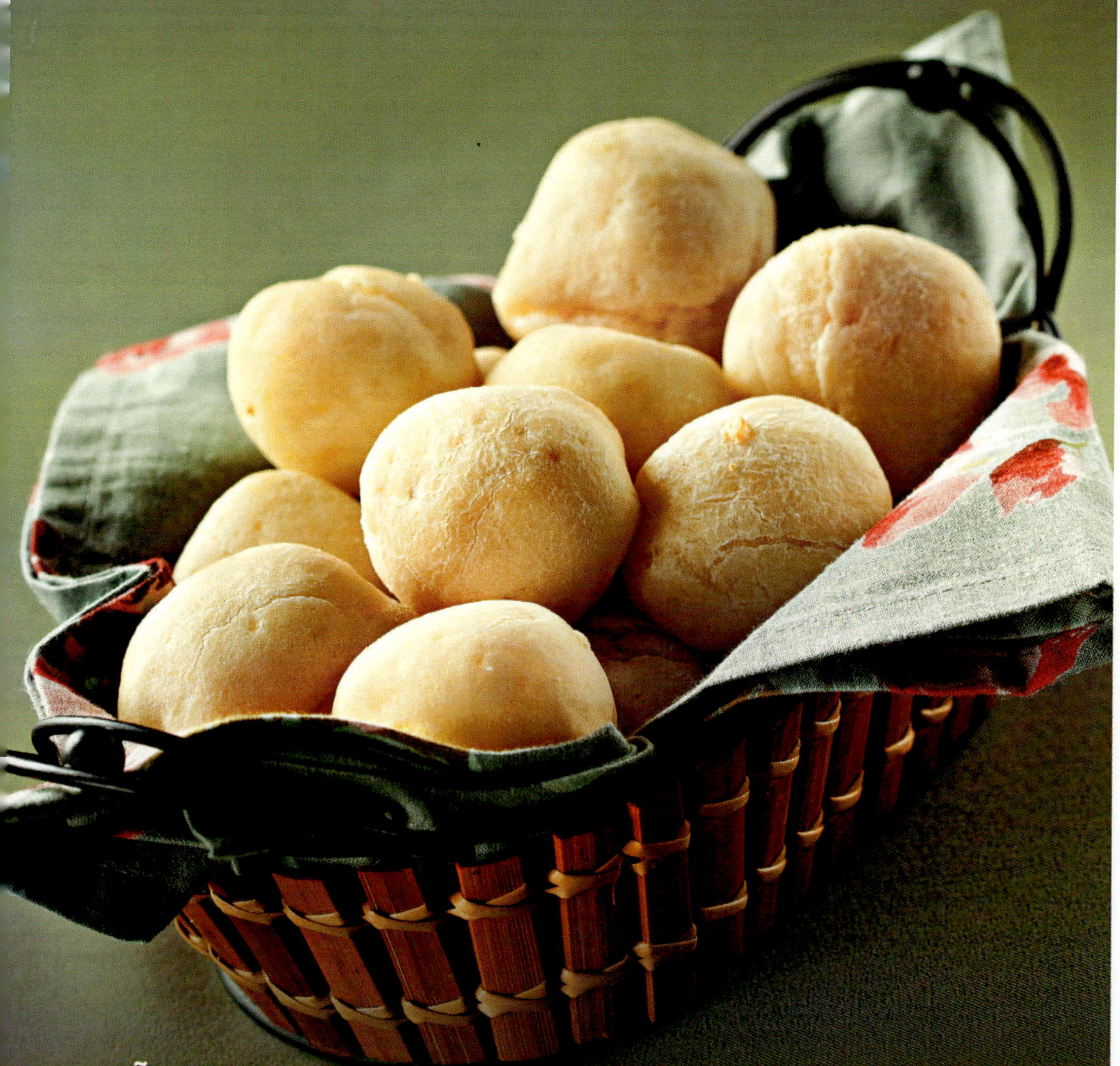

PÃO DE BATATA E TOFU
Chef Arúna Devi

Ingredientes
- 4 batatas médias
- 1 xícara de óleo de girassol
- 1 colher (chá) de sal
- 3 xícaras de polvilho doce
- 1 xícara de tofu
- 1 xícara de leite de soja

Preparo: Cozinhe as batatas. Em seguida, amasse-as e deixe esfriar. Em outro recipiente, incorpore o óleo, o sal, o polvilho doce e o tofu. Acrescente o purê de batata já morno e reserve. Leve o leite ao fogo e, quando estiver quase fervendo, acrescente-o aos poucos à mistura. Vá mexendo, de forma que a massa fique homogênea, sem ficar muito mole nem dura. Sove bem a massa. Se necessário, adicione mais leite. Forme bolinhas do tamanho que preferir e asse em uma forma untada com óleo, por 30 minutos.

Rende: 40 unidades

PÃO DE FORMA
Chef Elisabeth Nicolau

Ingredientes:
- 1 xícara de farinha de arroz
- 1 xícara de água morna
- ½ xícara de grão-de-bico cozido
- ½ xícara de óleo
- ½ xícara de fécula de batata
- ½ xícara de fécula de mandioca
- 1 colher (chá) de açúcar mascavo
- 1 colher (chá) de sal marinho
- 1 sache de 10 g de fermento biológico instantâneo

Preparo: Bata o grão-de-bico e o óleo, de preferência em um processador. Em outro recipiente, misture os ingredientes secos. Adicione a mistura seca à pasta de grão-de-bico e bata, adicionando água morna gradativamente até obter uma massa mais firme que a de um bolo. Leve a massa a uma forma para bolo inglês, faça um corte delicado no centro e leve ao forno preaquecido. Asse por cerca de 40 minutos a 180 °C.

Rende: 1 unidade

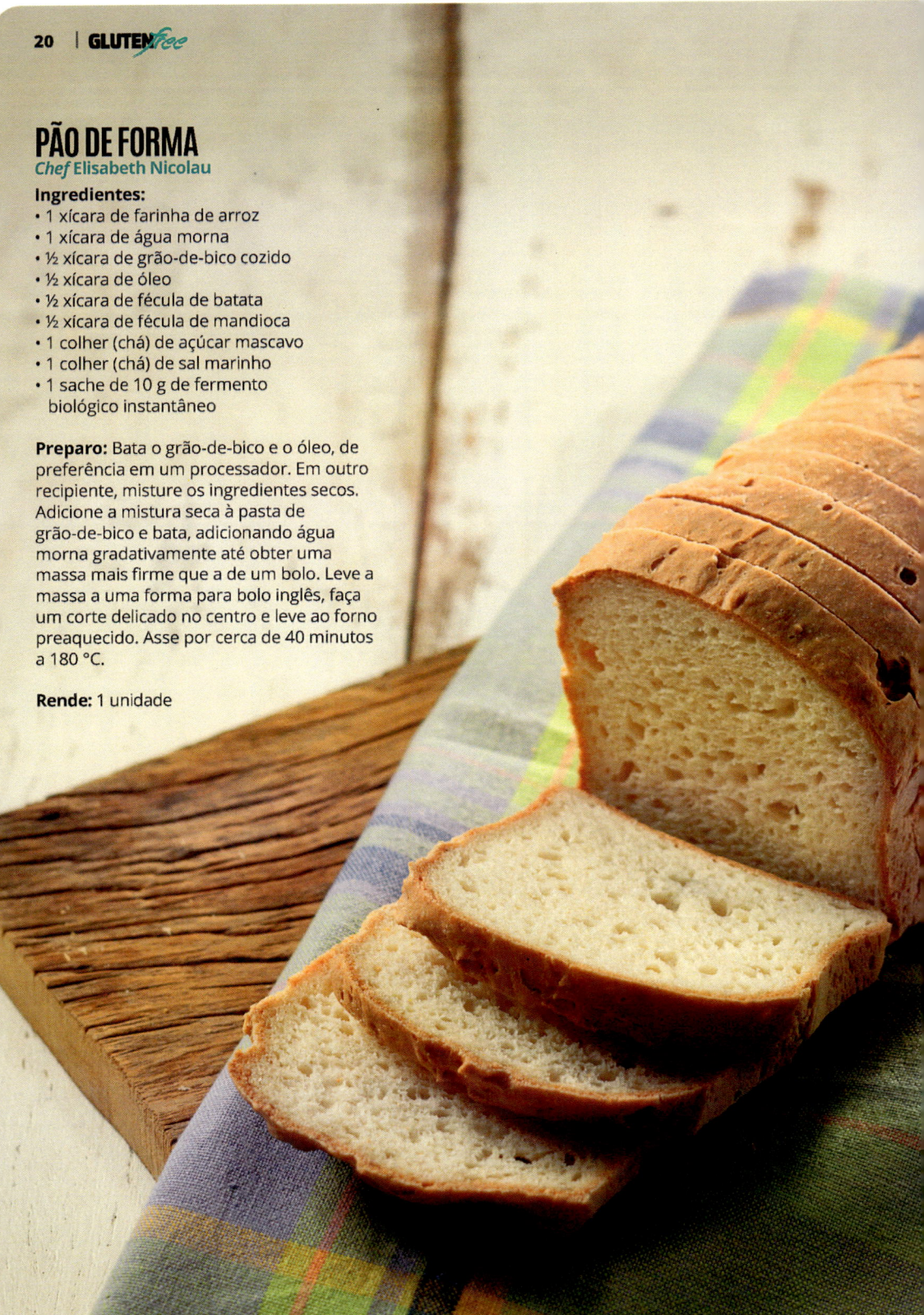

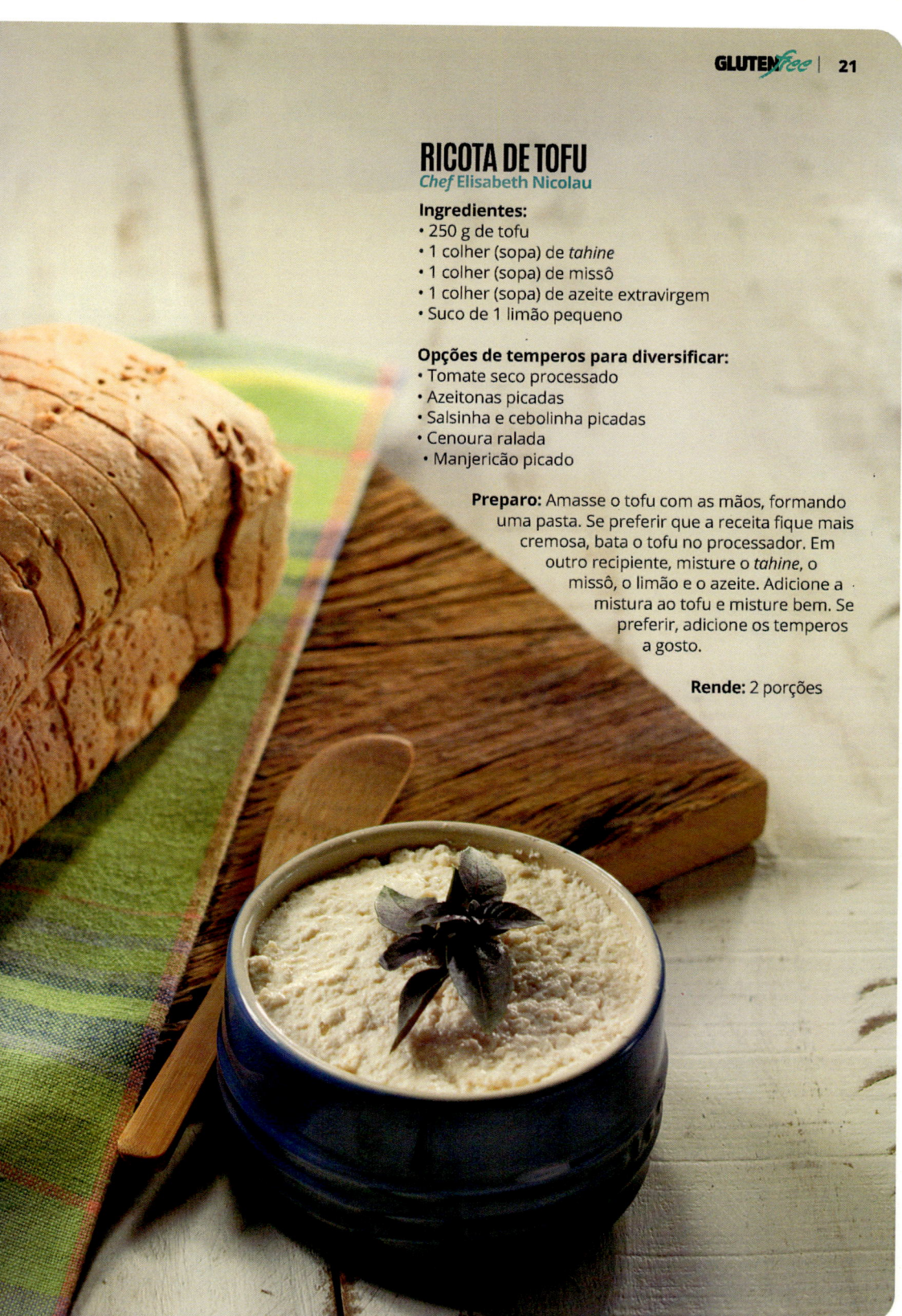

RICOTA DE TOFU
Chef Elisabeth Nicolau

Ingredientes:
- 250 g de tofu
- 1 colher (sopa) de *tahine*
- 1 colher (sopa) de missô
- 1 colher (sopa) de azeite extravirgem
- Suco de 1 limão pequeno

Opções de temperos para diversificar:
- Tomate seco processado
- Azeitonas picadas
- Salsinha e cebolinha picadas
- Cenoura ralada
- Manjericão picado

Preparo: Amasse o tofu com as mãos, formando uma pasta. Se preferir que a receita fique mais cremosa, bata o tofu no processador. Em outro recipiente, misture o *tahine*, o missô, o limão e o azeite. Adicione a mistura ao tofu e misture bem. Se preferir, adicione os temperos a gosto.

Rende: 2 porções

HAMBÚRGUERE DE COUVE-FLOR
Chef **Natalia Luglio**

Ingredientes:
- 1 kg tofu firme
- 1 couve-flor
- 1 colher (sobremesa) de cúrcuma
- 2 tomates sem sementes cortados em cubos
- ¼ de xícara de cebola em cubos
- 1 colher (sopa) de alho
- Sal, salsinha e cebolinha a gosto
- Azeite para untar

Preparo: No processador, bata o tofu até quebrá-lo bem. Adicione os outros ingredientes e processe rapidamente, não deixe virar um creme. Forme os hambúrgueres e coloque em uma assadeira untada com azeite. Pincele a superfície dos hambúrgueres com azeite e asse em forno preaquecido a 190 °C até que fiquem firmes.

Rende: 8 hambúrgueres

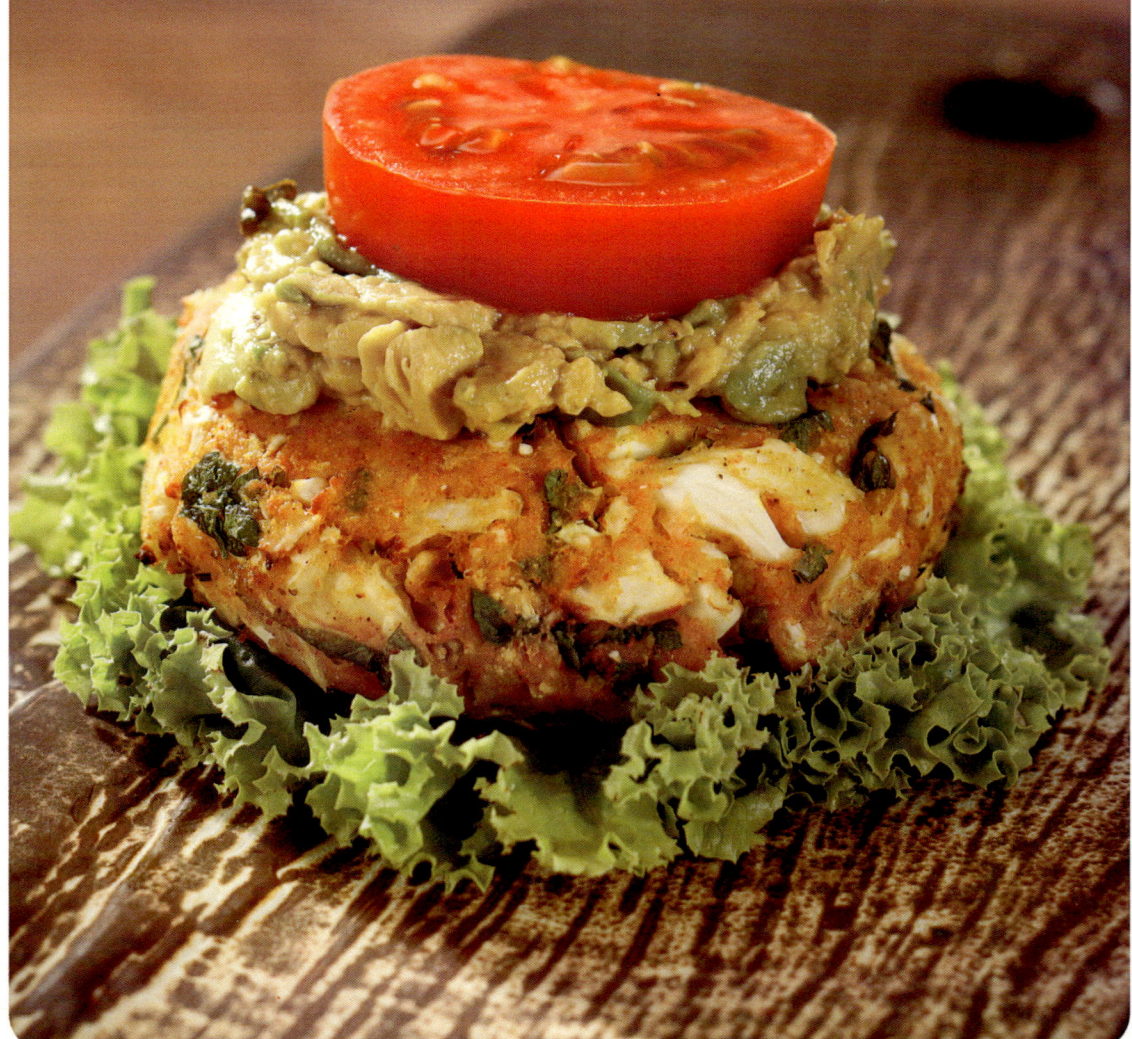

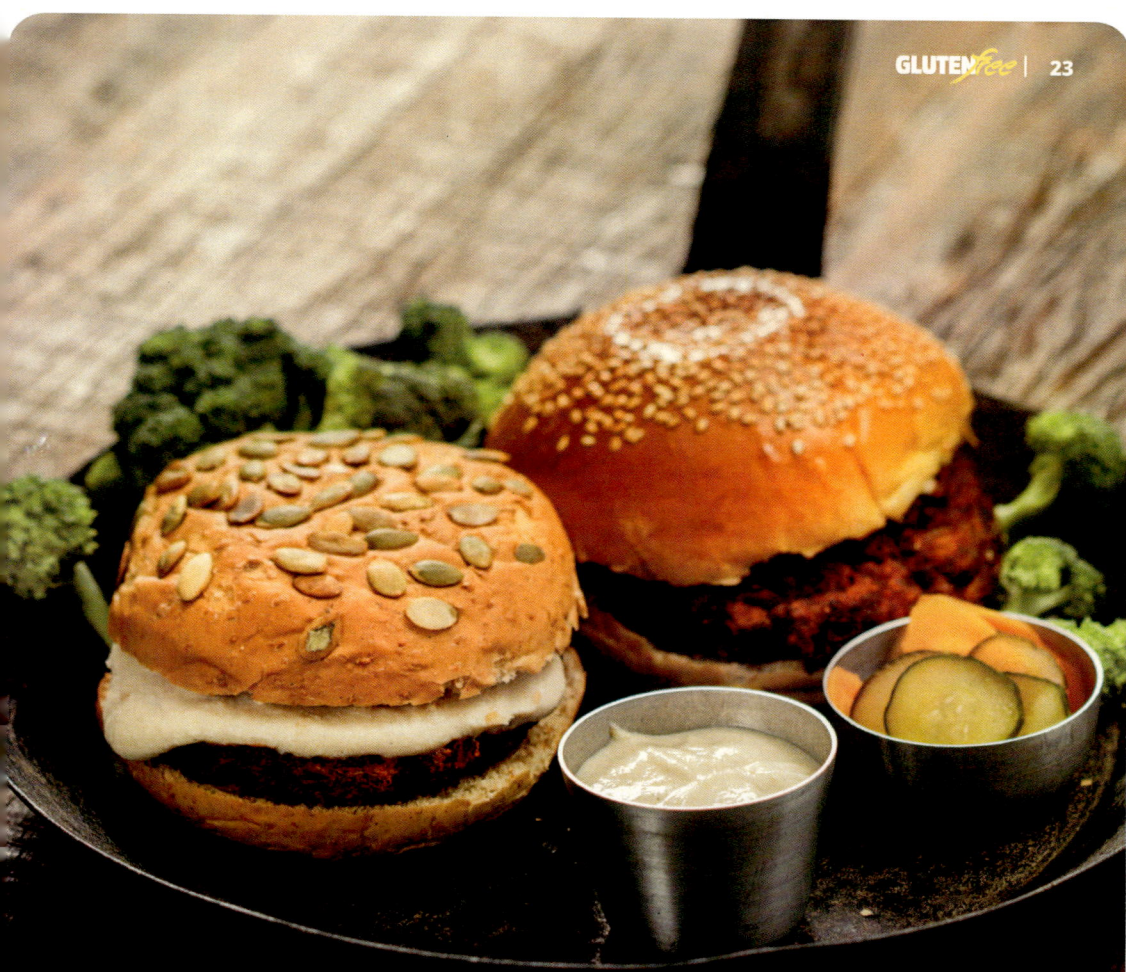

HAMBÚRGUER COM MAIONESE VEGANA

Ingredientes para o hambúrguer
- ½ xícara de grão-de-bico cozido
- ⅓ de xícara de tofu firme (espremido)
- 1 copo de farelo de aveia ou de quinoa
- 3 beterrabas médias raladas
- 1 colher (sopa) de azeite extravirgem
- 1 cebola roxa picadinha
- 2 dentes de alho picadinhos
- 1½ colher (sopa) de vinagre de maçã
- 3 colheres (sopa) de salsinha picada
- 3 colheres (sopa) de cebolinha picada
- Raspas de 1 limão
- Suco de 1 limão
- ½ copo de quinoa cozida
- 2 colheres (sopa) de mostarda *dijon*

Ingredientes para a maionese
- 1 kg de tofu firme
- 125 g de melado de cana
- Suco de 1 limão pequeno
- 2 colheres (sopa) de azeite
- 1 colher (sopa) de vinagre branco
- 1 colher (sopa) de mostarda
- Sal e pimenta-do-reino a gosto

Preparo da maionese: Bata todos os ingredientes no liquidificador até obter um creme homogêneo.

Preparo do hambúrguer: Misture todos os ingredientes, menos o farelo de aveia. Faça uma massa e vá colocando a aveia aos poucos para dar liga. Molde os hambúrgueres. Depois, é só levar ao forno médio e assar. Sugestão de acompanhamento: maionese de tofu, cebola caramelizada, brotos e folhas de rúcula.

Rende: 8 hambúrgueres

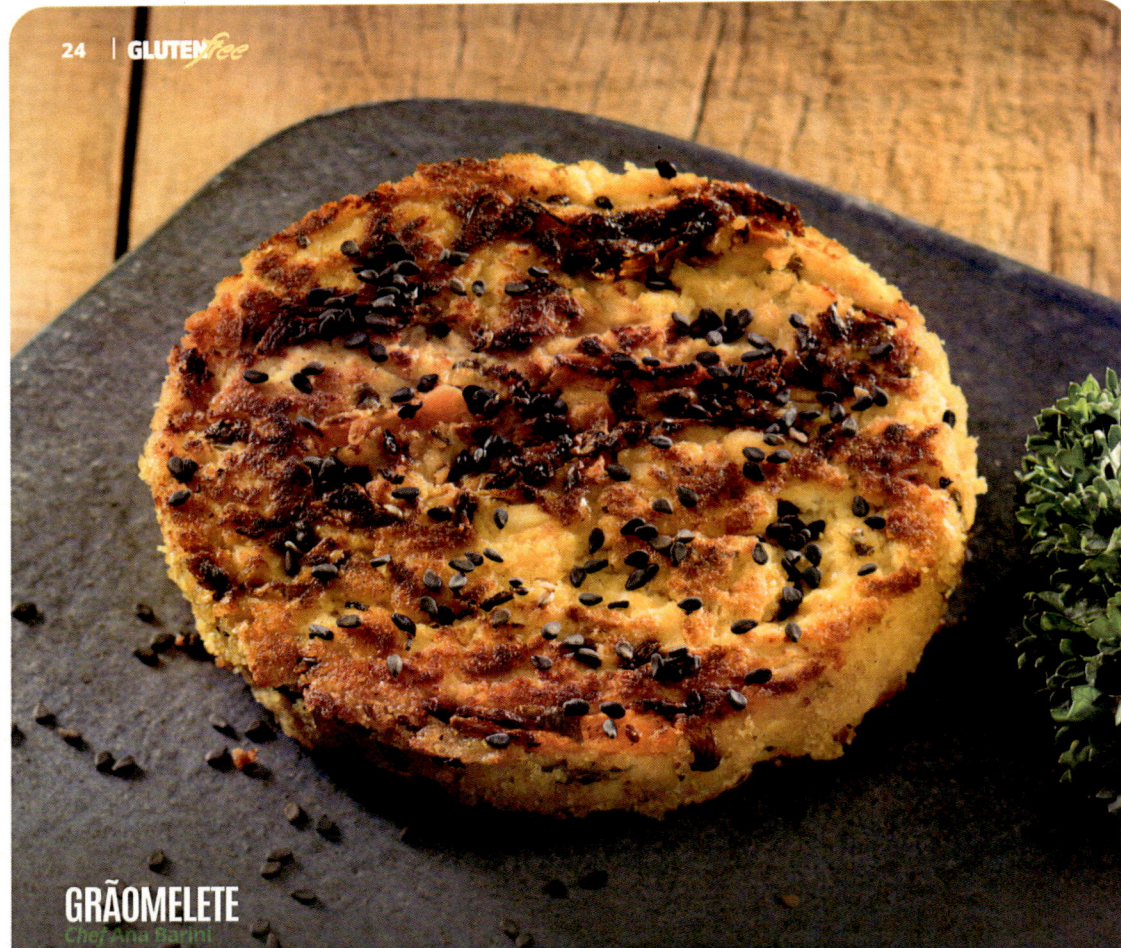

GRÃOMELETE
Chef Ana Barini

Ingredientes
- ½ xícara de tofu
- ½ xícara de grão-de-bico cozido
- 1 dente de alho
- ½ cebola
- 1 colher (sopa) de gergelim preto
- 2 colheres (sopa) de amido de milho
- 4 colheres (sopa) de farinha de grão-de-bico
- 1 colher (sopa) de azeite, mais um pouco para untar a frigideira
- 2 colheres (sopa) de óleo de gergelim torrado
- 1 colher (chá) de *curry*
- Sal e pimenta-do-reino a gosto
- ½ xícara de aquafaba em neve (receita no quadro acima)
- 1 colher (café) de fermento biológico
- Gergelim preto para decorar

Ingrediente da aquafaba
- 1 xícara da água do cozimento do grão-de-bico ou a água do grão-de-bico enlatado.

Preparo da aquafaba: Se for usar a água do grão-de-bico cozido, reduza o líquido em uma panela até obter ¾ de xícara de aquafaba. Com a água do grão-de-bico enlatado, essa primeira etapa é desnecessária. Leve a aquafaba para a geladeira até gelar totalmente. Bata na batedeira por alguns minutos até atingir o ponto da clara em neve.

Preparo: Frite a cebola no azeite, adicione o alho e doure bem. Transfira para o liquidificador e bata com o grão-de-bico, o óleo de gergelim, o azeite, o sal e o *curry*. Em uma travessa, misture com as farinhas, o fermento e o gergelim. Delicadamente, adicione à massa a aquafaba em neve. Unte uma frigideira antiaderente com azeite, despeje a massa e frite em fogo baixo com a frigideira tampada. Quando a massa começar a desgrudar, vire e doure o outro lado. Decore com o gergelim preto e sirva quente.

Rende: 4 porções

SOPA CREMOSA DE TOMATE
Alana Rox

Ingredientes
- 2 tomates
- 1 colher (sopa) de tofu
- 1 xícara de água
- ½ cebola
- 2 dentes de alho
- Sal a gosto
- Azeite a gosto
- Pimenta-do-reino a gosto
- Manjericão a gosto
- Orégano ou alecrim a gosto

Preparo: Corte os tomates e a cebola e misture-os aos dentes de alho inteiros descascados e aos temperos em uma tigela. Leve ao forno preaquecido a 200 °C por cerca de 25 minutos. Depois, adicione o tofu e a água e bata tudo no liquidificador.

Rende: 3 porções

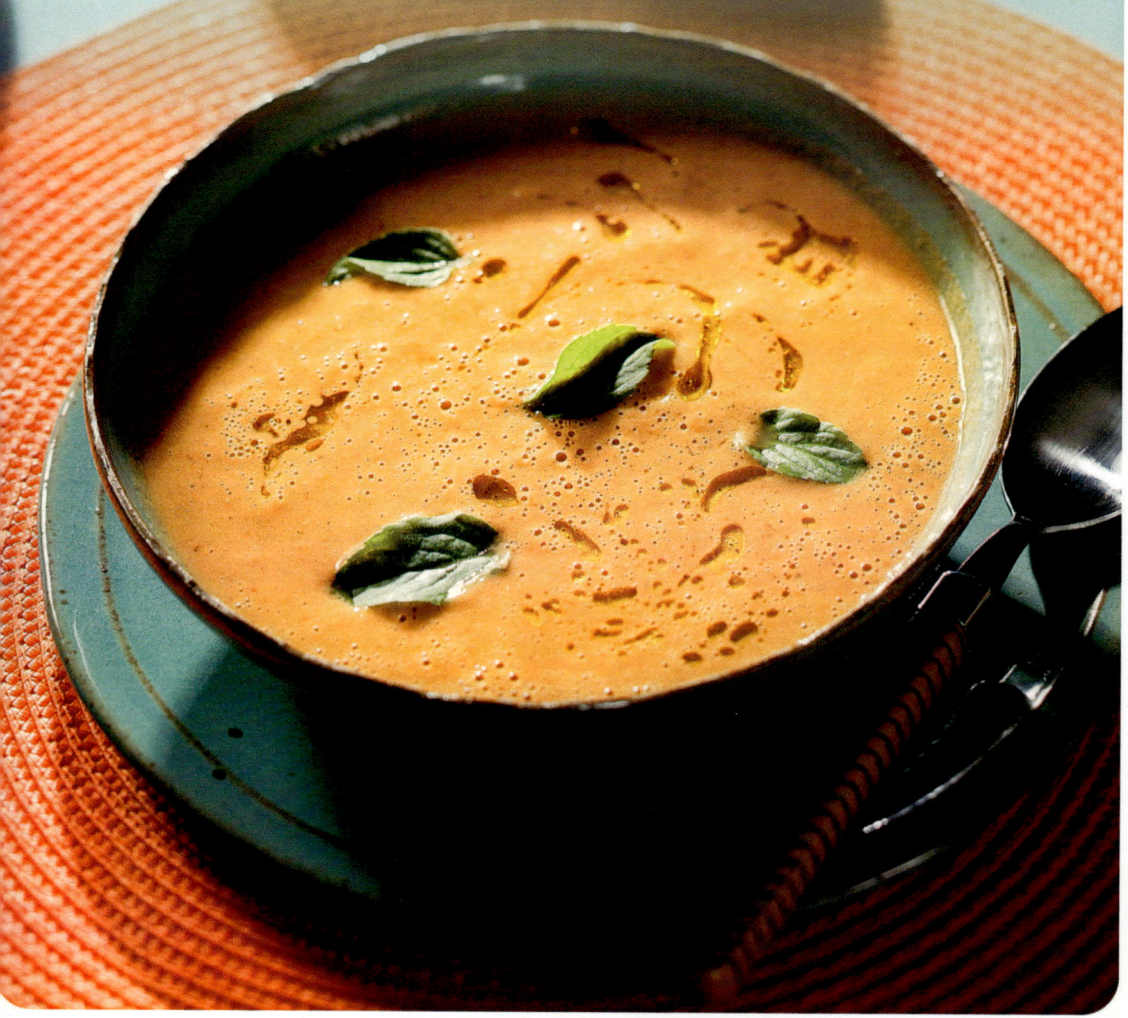

MISSOSHIRO
Chef **Alexandre Saber**

Ingredientes
- 1 colher (sopa) de pasta de missô
- 2 copos de água
- ¼ de uma peça de tofu orgânico
- Cebolinha fresca

Preparo: Adicione a água em uma panela e, em fogo alto, dissolva a pasta de missô. Mexa bem até dissolver durante 2 minutos. Corte o tofu em cubos e adicione ao caldo. Sirva com cebolinha fresca picada.

Rende: 2 porções

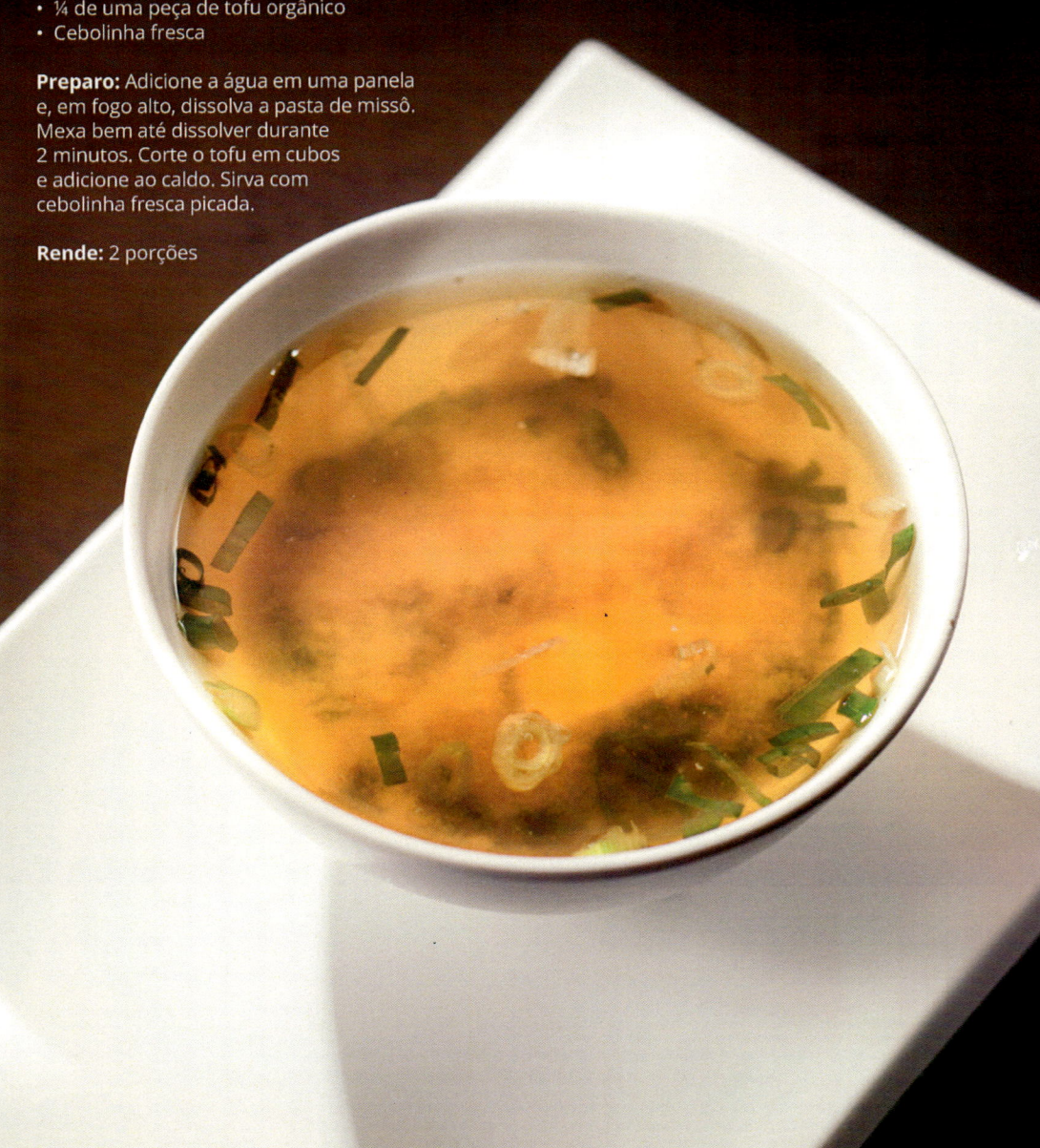

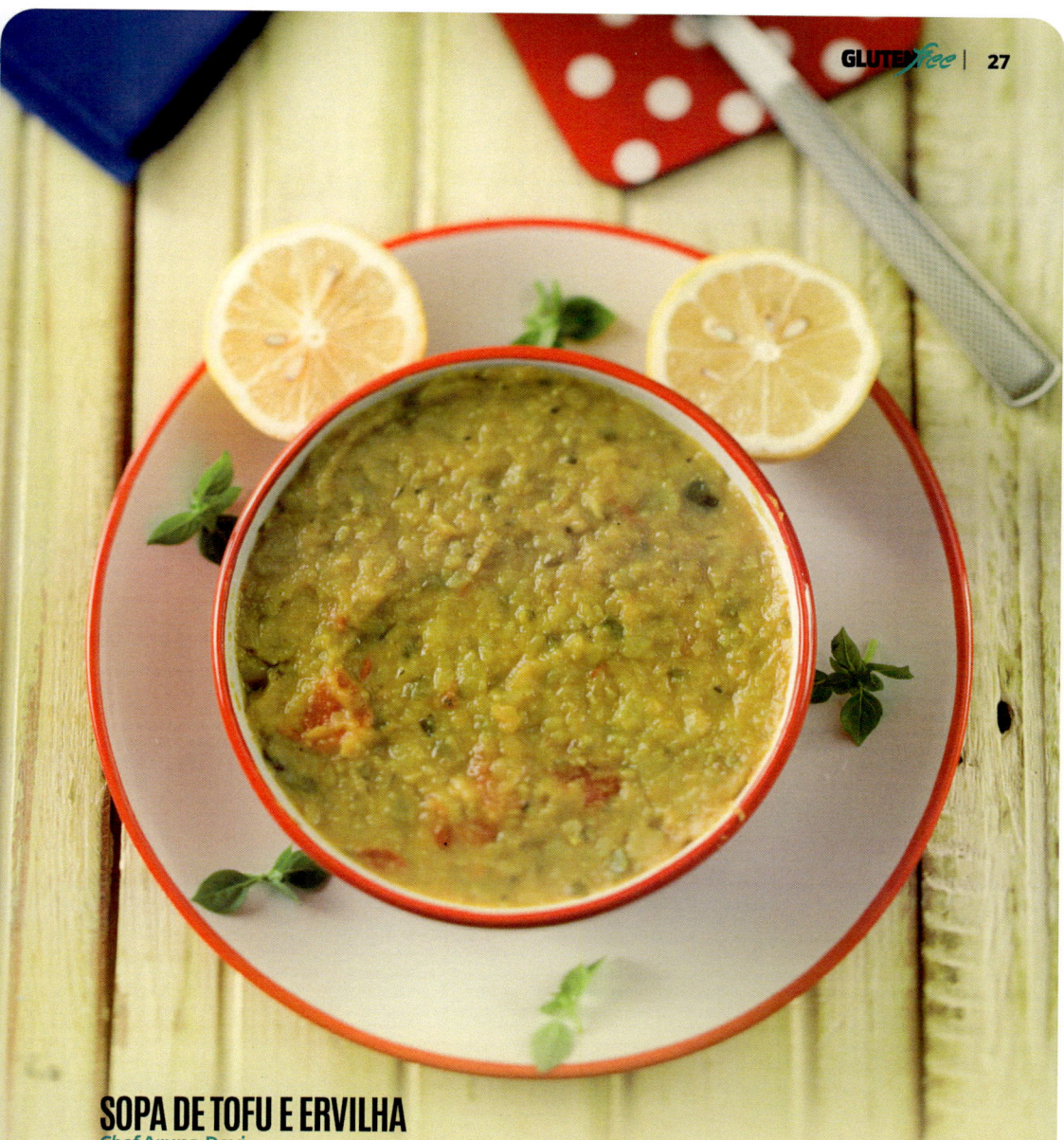

SOPA DE TOFU E ERVILHA
Chef Aruna Devi

Ingredientes:
- 2 xícaras de arroz integral
- 1 pimentão vermelho em fatias finas
- 1 pimentão amarelo em fatias finas
- 1 cenoura cozida picada em cubinhos
- 2 xícaras de brócolis cozidos
- 1 peça de tofu defumado (100 g)
- 2 colheres (chá) de sal
- 1 colher (chá) de açafrão em pó
- 1 colher (chá) de orégano
- 4 colheres (sopa) de óleo de girassol
- Coentro a gosto

Preparo: Deixe a ervilha de molho de um dia para o outro. No dia seguinte, cozinhe os grãos por 5 minutos na panela de pressão e desligue. Numa frigideira, frite no óleo o gengibre, o pimentão e adicione o açafrão e o cominho. Por fim, coloque o tomate e deixe fritar por mais alguns minutos. Junte os temperos à sopa de ervilhas e acrescente o coentro e o tofu defumado picado em cubinhos. Ao servir, opcionalmente, enfeite o prato com folhinhas de coentro ou salsinha e fatias de um limão.

Rende: 6 porções

WRAP CRU
Chefs Daniella Duarte e Daniel Simas

Ingredientes para a manteiga de castanhas
- 250 g de castanha-de-caju
- 2 colheres (sopa) de óleo de coco ou outro
- 2 colheres (sopa) de açúcar mascavo
- 1 colher (chá) de gengibre ralado
- Suco de ½ limão

Preparo: Toste as castanhas, adicione o óleo e processe até formar uma pasta. Acrescente os demais ingredientes e misture bem.

Ingredientes para o molho de ameixa
- 250 g de ameixas secas sem caroço
- ½ xícara de *shoyu*
- ½ xícara de água
- ⅓ de xícara de açúcar mascavo
- ¼ de xícara de suco de limão
- ¼ de xícara de óleo de gergelim tostado
- ½ pimenta dedo-de-moça
- Sal a gosto

Preparo: Hidrate as ameixas com água morna até que fiquem macias. Bata-as no liquidificador com os demais ingredientes até obter uma pasta homogênea.

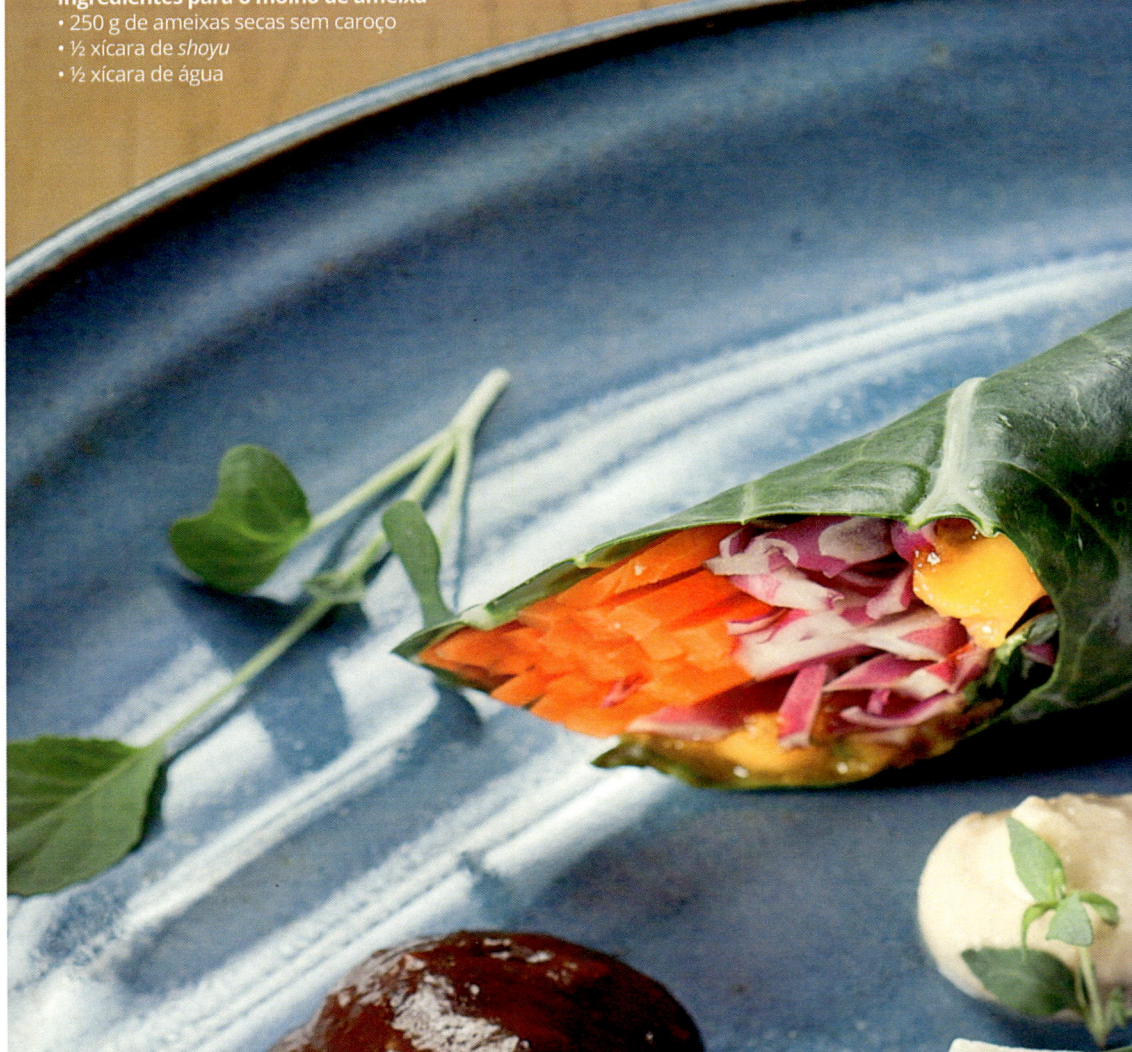

Ingredientes para o wrap
- 250 g de tofu
- 100 g de castanha-de-caju tostada e picada
- 6 folhas de couve
- 2 mangas médias cortadas em tiras finas
- 1 cenoura média ralada
- ¼ de repolho roxo fatiado
- Folhas de hortelã, manjericão e coentro a gosto

Preparo: Depois de higienizar as folhas de couve, seque-as e retire o talo. Utilize uma para cada *wrap*. Espalhe sobre a folha a manteiga de castanha, deixando uma borda livre em todos os lados. Adicione as fatias de repolho, as tiras de manga e a cenoura ralada. Depois, adicione pequenos cubos de tofu, castanhas, hortelã, manjericão e coentro picados. Enrole a folha de maneira que fique bem firme. Corte ao meio e sirva com o molho de ameixas.

Rende: 6 porções

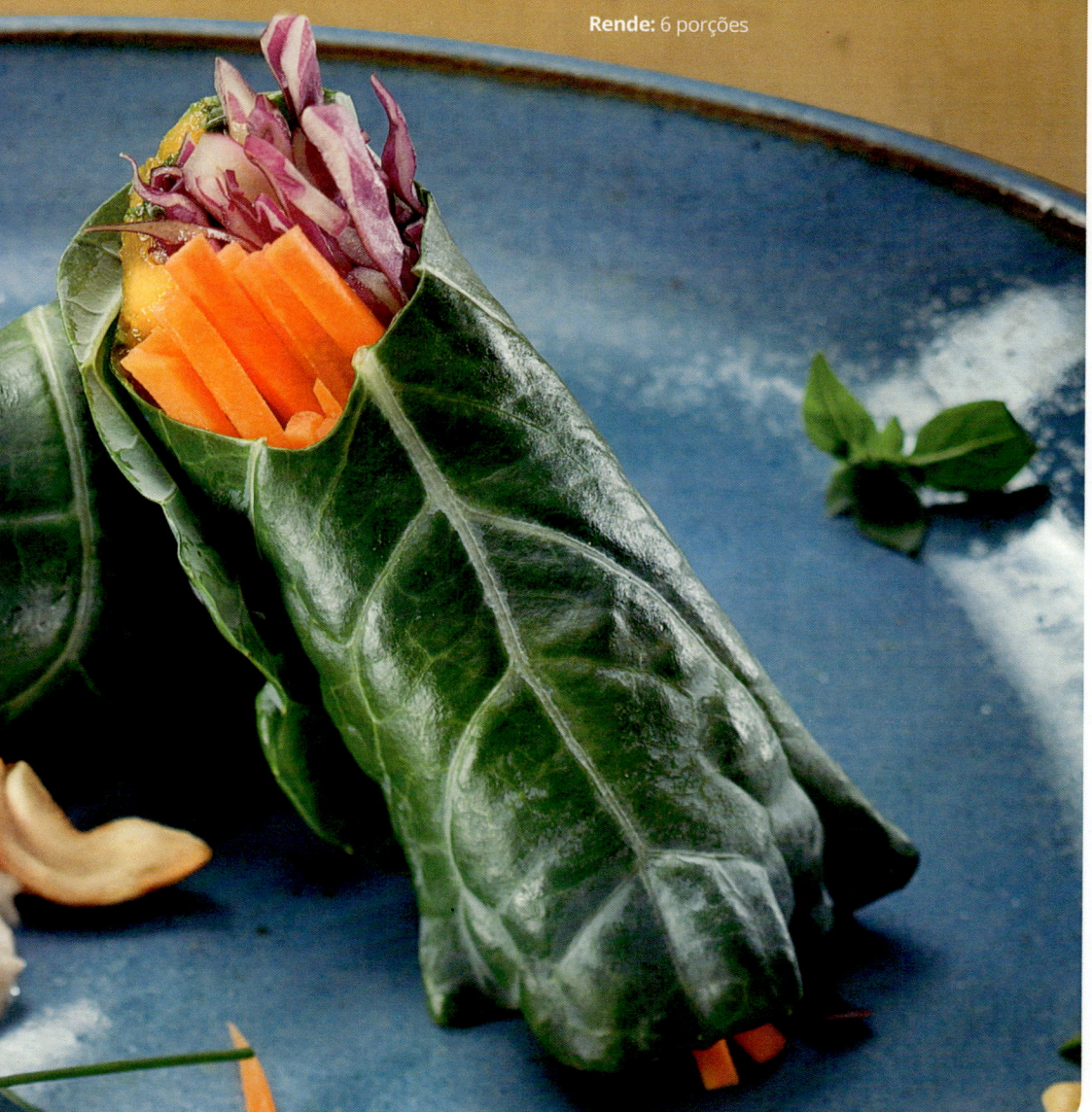

TOFU GRELHADO COM TAPENADE
Chef Thiago Medeiros

Ingredientes
- 15 unidades de azeitona verde descaroçada
- 15 unidades de azeitona preta chilena descaroçada
- 2 colheres (sopa) de alcaparras
- Cebolinha, sal, pimenta-do-reino preta e broto de alfafa a gosto
- 2 colheres (sopa) de azeite
- 1 pacote (500 g) de tofu extra firme
- 1 pimentão vermelho grande cortado em bastonetes

Preparo: Para a *tapenade*, bata no liquidificador as azeitonas, as alcaparras, a cebolinha e o azeite. Reserve. Fatie o tofu em cinco quadrados e grelhe-os em uma frigideira antiaderente levemente untada. Reserve. Em seguida, salteie o pimentão no azeite e tempere com sal e pimenta. Monte uma torre, tendo como base o tofu grelhado. Espalhe por cima a *tapenade*, coloque os pimentões salteados e finalize com um punhado de broto de alfafa.

Rende: 5 porções

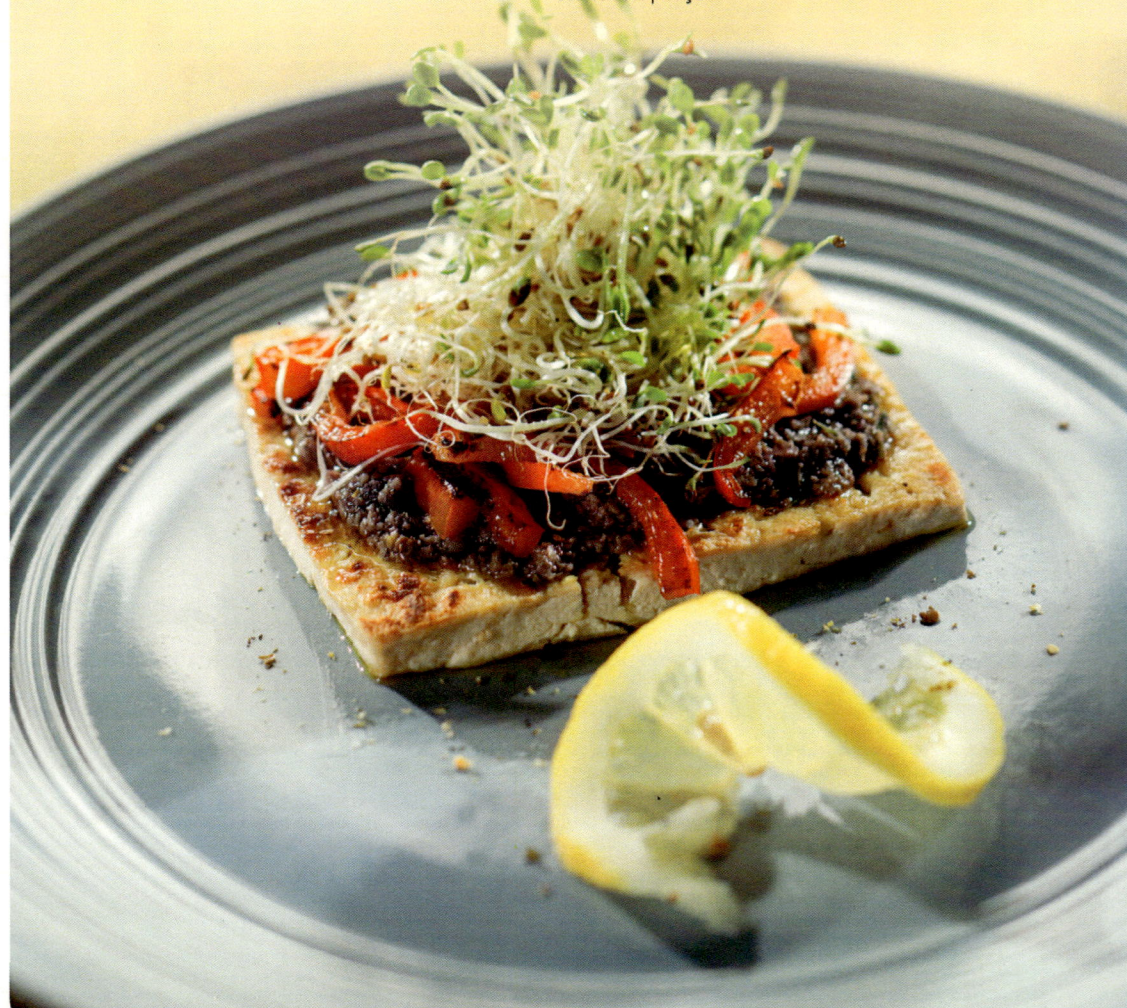

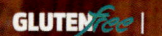

TOFU CROCANTE

Ingredientes
- 1 peça de tofu de 500 g
- 1 xícara de castanha-de-caju torrada
- ½ xícara de castanha-do-brasil
- 1 colher (sopa) de gergelim preto
- 1 colher (sopa) de gergelim comum
- 2 colheres (sopa) de óleo de gergelim
- Sal a gosto
- 3 colheres (sopa) de melado de cana
- 1 xícara de *shoyu*

Ingredientes do purê
- 5 xícaras de ervilha fresca
- 1 dente de alho picado
- ⅓ de xícara de azeite de oliva
- Sal a gosto

Preparo: Triture as castanhas com os gergelins e reserve. Em uma tigela, misture o óleo, o melado e o *shoyu*. Reserve. Fatie o tofu em fatias de 1 cm e disponha-as em uma forma untada com um fio de óleo vegetal. Acrescente o molho e deixe o tofu marinar por 20 minutos. Em seguida, cubra o tofu com a mistura de castanhas e gergelins e leve ao forno médio preaquecido a 200 ºC por 30 minutos.

Preparo: Cozinhe as ervilhas no vapor. Em seguida, bata-as no liquidificador e reserve. Frite o alho no azeite, acrescente o purê de ervilha e acerte o sal. Espalhe o purê em um prato e disponha as fatias de tofu por cima. Sirva em seguida.

Rende: 2 porções

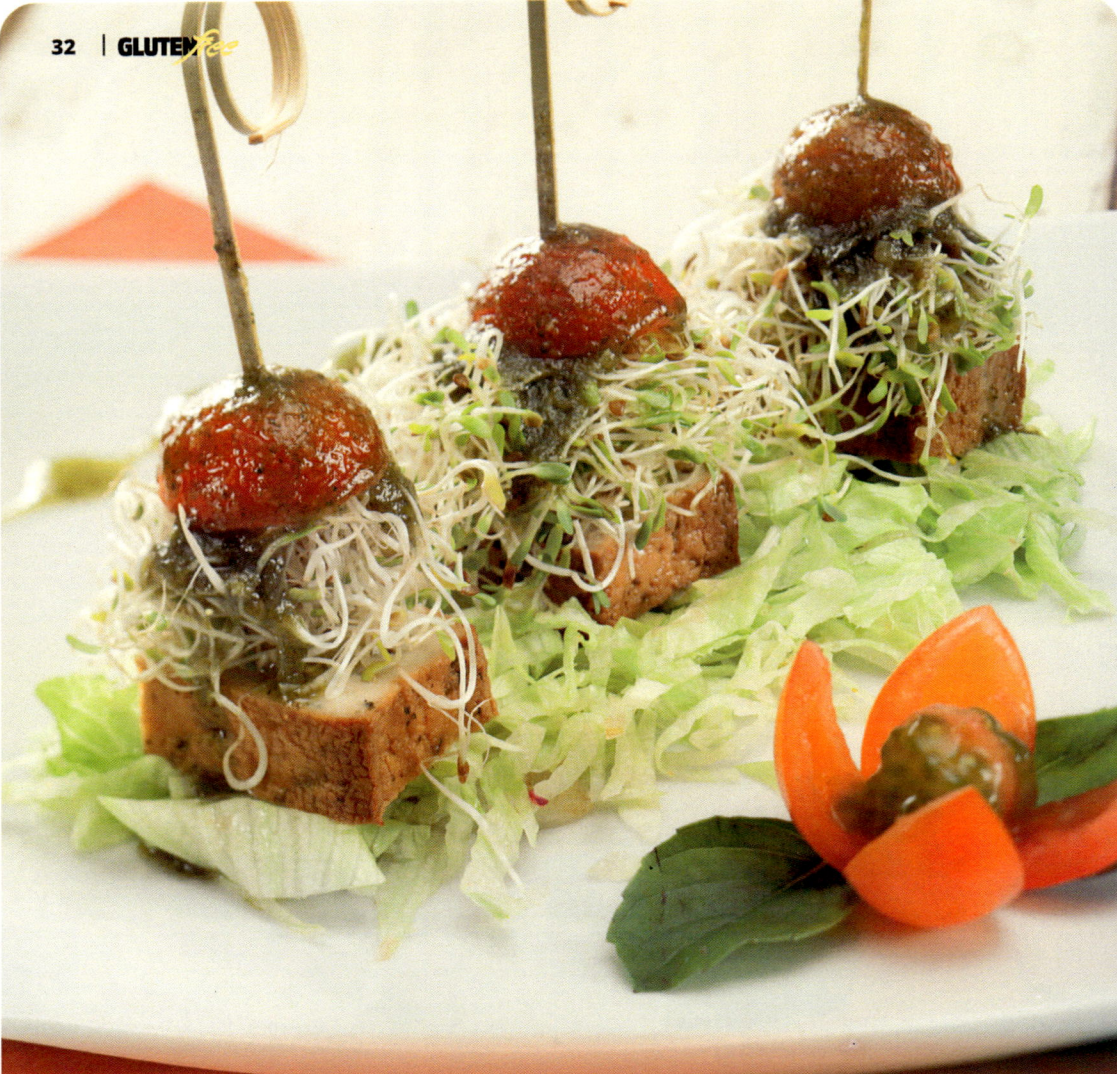

ESPETINHO DE TOFU
Chef Inti Mendes

Ingredientes para o molho
- ½ maço de manjericão
- ½ xícara de nozes
- 1 xícara de azeite
- Sal a gosto

Ingredientes da salada
- 16 tomates cerejas
- 2 unidades (100 g cada) de tofu defumado
- ½ alface-americana
- 1 caixinha de broto de alfafa
- Palitos decorativos

Preparo do molho: Junte as folhas de manjericão a todos os outros ingredientes do molho em um liquidificador e bata tudo. Transfira para uma tigela e reserve.

Preparo da salada: Higienize os vegetais (deixe-os de molho em hipoclorito por 5 minutos e lave-os em seguida em água corrente), corte o tofu defumado em cubos médios, fatie a alface e corte ao meio os tomates. Para a montagem, serão necessários palitos decorativos. Coloque o tofu, por cima ponha o broto e depois o tomate, espete com o palito e reserve. Disponha a alface fatiada em uma travessa, coloque os palitos com a salada por cima e regue com o molho.

Rende: 4 porções

BAKED POTATO COM TOFU
Chef **Michele Maia**

Ingredientes
- 1 kg de batata bolinha
- 150 g de tofu fresco
- ½ xícara de ervas picadas (salsa, cebolinha, alecrim, manjericão)
- Azeite a gosto
- Sal a gosto
- Salsa fresca para decorar

Preparo: Cozinhe as batatas com a casca até que fiquem macias. Espere esfriar um pouco e faça uma cruz na parte superior de cada uma delas. Abra cuidadosamente para não separar o fundo. Reserve. Bata no liquidificador o tofu, as ervas e o sal. Coloque um pouco dessa pastinha sobre cada batatinha. Decore com salsa crespa e sirva.

Rende: 16 unidades

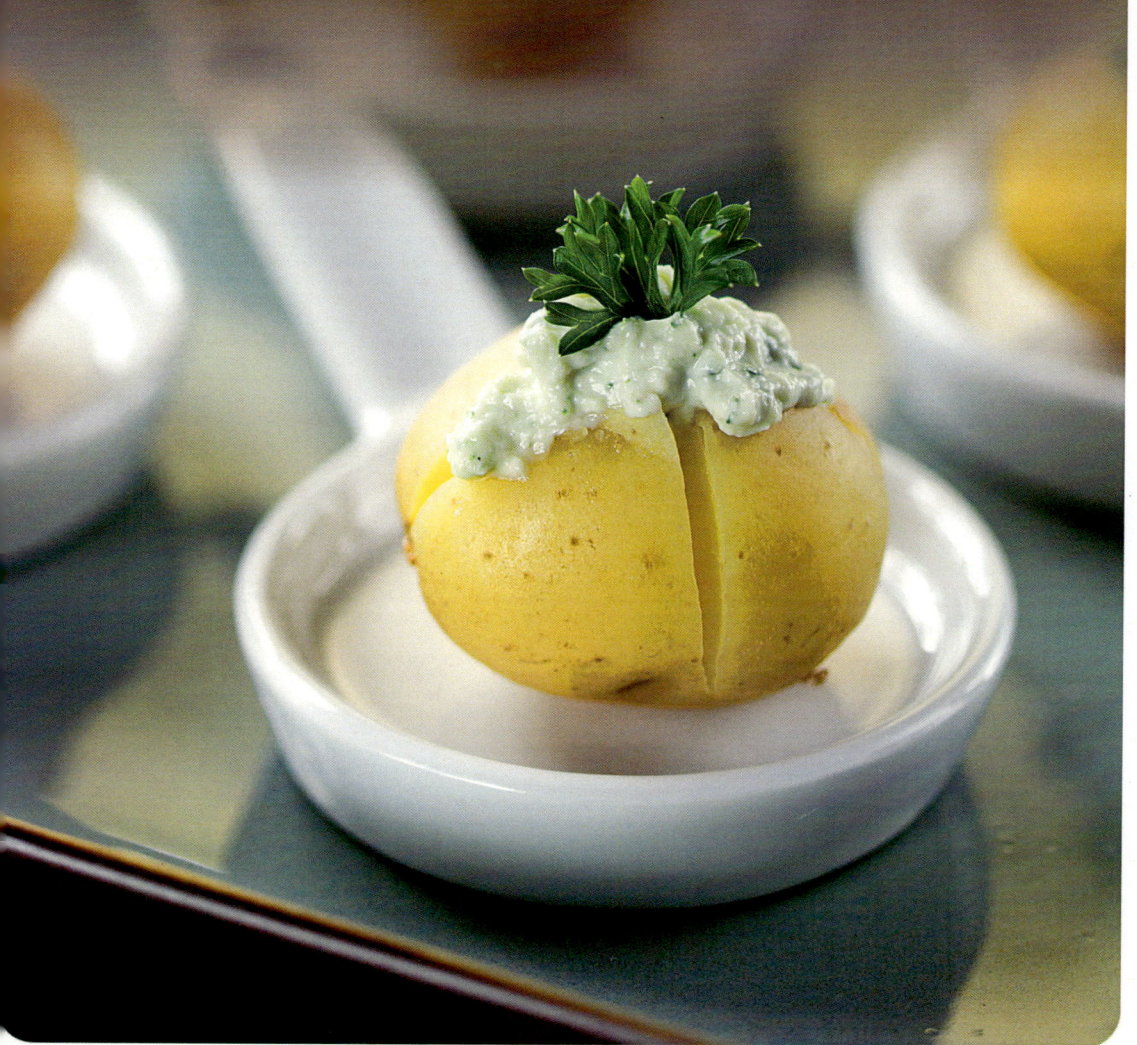

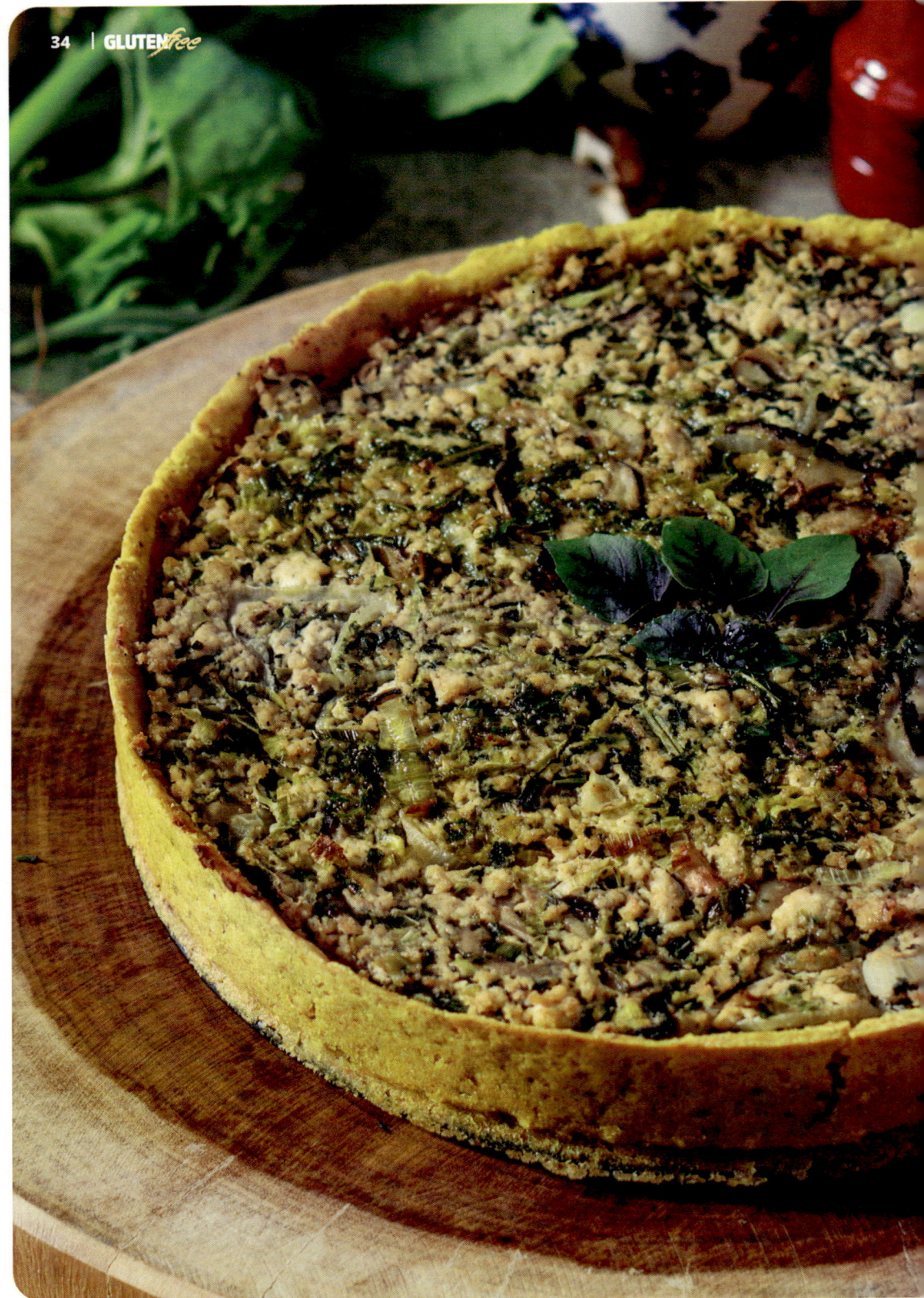

QUICHE DE TOFU

Ingredientes para a massa
- 2 xícaras de farinha de grão-de-bico
- ½ xícara de farinha de aveia
- 2 colheres (sopa) de polvilho doce ou azedo
- 1 colher (sopa) de azeite
- 1 colher (sopa) de cúrcuma
- 1 dente de alho
- Água (o necessário)
- Sal a gosto

Ingredientes para o recheio
- 500 g de tofu firme, amassado
- 4 colheres (sopa) de azeite
- 300 g de *shiitake*
- 100 g de abobrinha
- 1 xícara de alho-poró
- Cebolinha a gosto
- 1 colher (sopa) de levedura nutricional (opcional)
- Tomilho e salsinha a gosto

Preparo da massa: Misture os ingredientes secos e o azeite, vá adicionando água pouco a pouco até formar uma massa modelável, que não quebre nem grude na mão. Depois, coloque o alho triturado e amasse bem. Ponha a massa em uma assadeira de fundo removível e molde seguindo o formato da forma. Asse em forno preaquecido a 200 °C por cerca 10 minutos ou até ficar crocante.

Preparo do recheio: Em uma frigideira, com uma colher de sopa de azeite, doure a cebola. Adicione o alho-poró e refogue até murchar. Depois, coloque a abobrinha, que deve estar picada em cubinhos. Em seguida, acrescente os cogumelos. Adicione as ervas, o sal, o restante do azeite, o tofu amassado e a levedura nutricional. Refogue por cerca 4 minutos. Coloque o recheio na massa assada e aperte bem. Asse novamente até que a massa fique crocante e levemente dourada.

Rende: 12 porções

HARUSAME COM VEGETAIS
Chef **Alexandre Saber**

Ingredientes
- 1 pacote de 200 g de massa *harusame*
- ½ bandeja de cogumelos *shiitake*
- ¼ de uma peça de tofu orgânico
- ½ cenoura cortada em rodelas finas
- ¼ de buquê de brócolis ninjas
- ¼ de buquê de couve-flor
- 1 colher (sopa) de *shoyu light*
- 1 colher (sopa) de creme vegetal

Preparo: Em uma panela com água, cozinhe a massa *harusame* por 3 minutos e reserve.

Em uma frigideira em fogo alto, adicione o creme vegetal e refogue todos os legumes por 5 minutos. Adicione a massa *harusame* e o tofu e finalize com o *shoyu*.

Rende: 2 porções

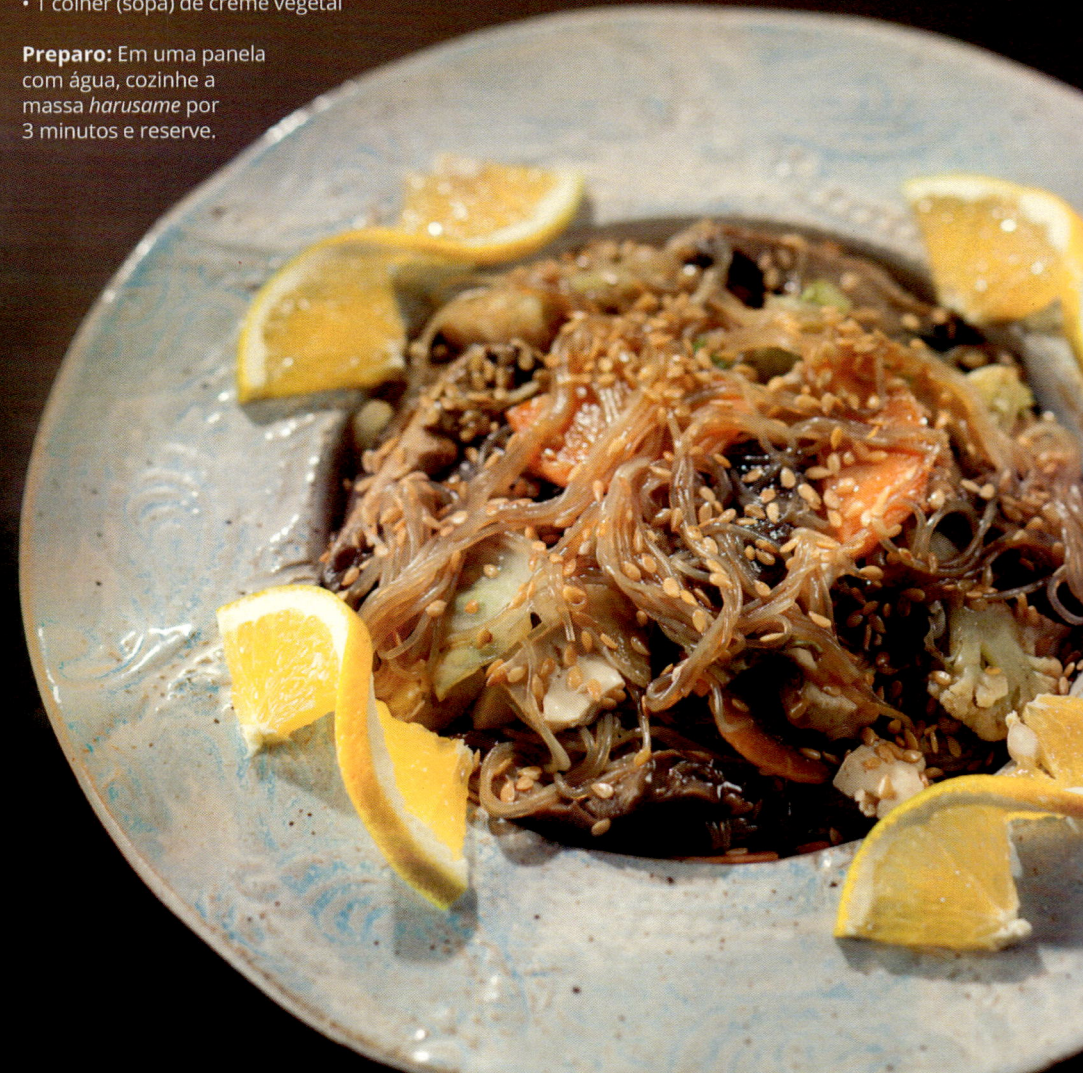

BAIÃO DE DOIS COM TOFU
Chef Priscilla Herrera

Ingredientes
- 150 g de arroz vermelho cozido
- 100 g de feijão-de-corda cozido
- ½ cebola bem picada
- 1 dente de alho picado
- 2 colheres (sopa) de cheiro-verde picado
- Pimenta dedo-de-moça picada a gosto
- ½ pimenta de bico
- ½ maço de couve picada
- 1 colher (sopa) de azeite de oliva
- 2 colheres (sopa) de tofu defumado picado
- Sal marinho a gosto
- Coentro a gosto

Preparo: Refogue a cebola e o alho no azeite. Deixe dourar. Acrescente o restante dos ingredientes e vá mexendo. Se estiver grudando no fundo da panela, coloque um pouco de água. Corrija os temperos, se necessário. Use verduras refogadas e purê de abóbora para acompanhar.

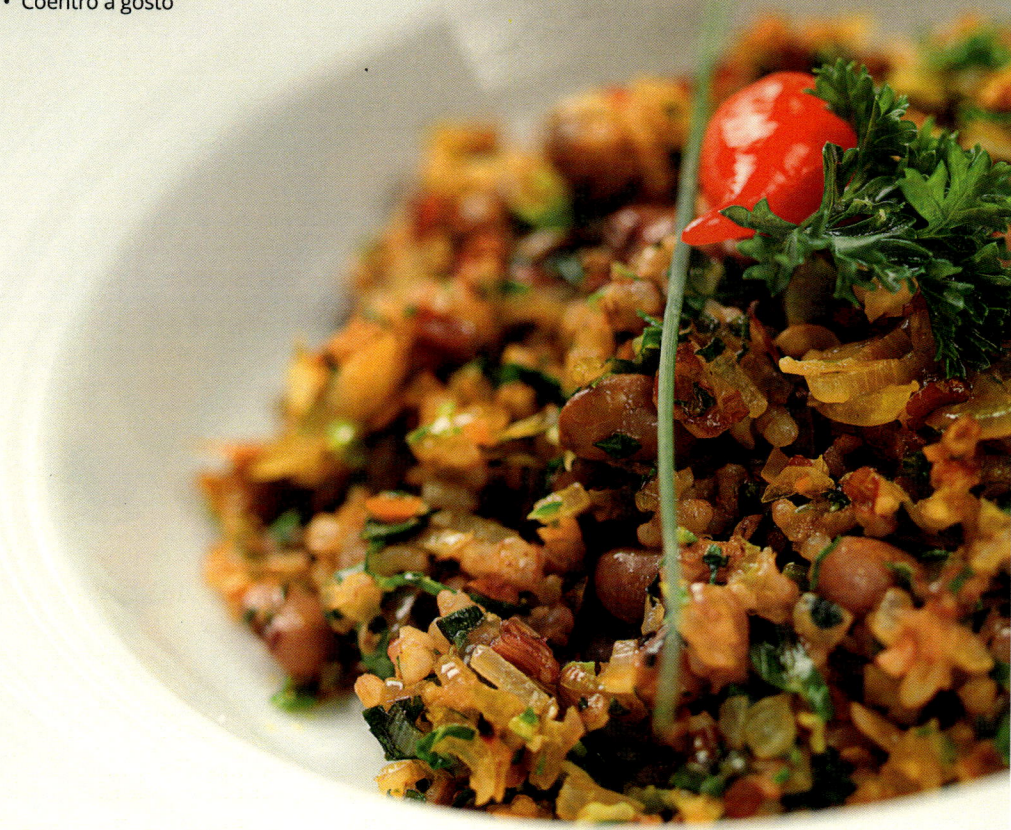

Rende: 2 porções

ARROZ FRITO
Chef Ellen Vitorino

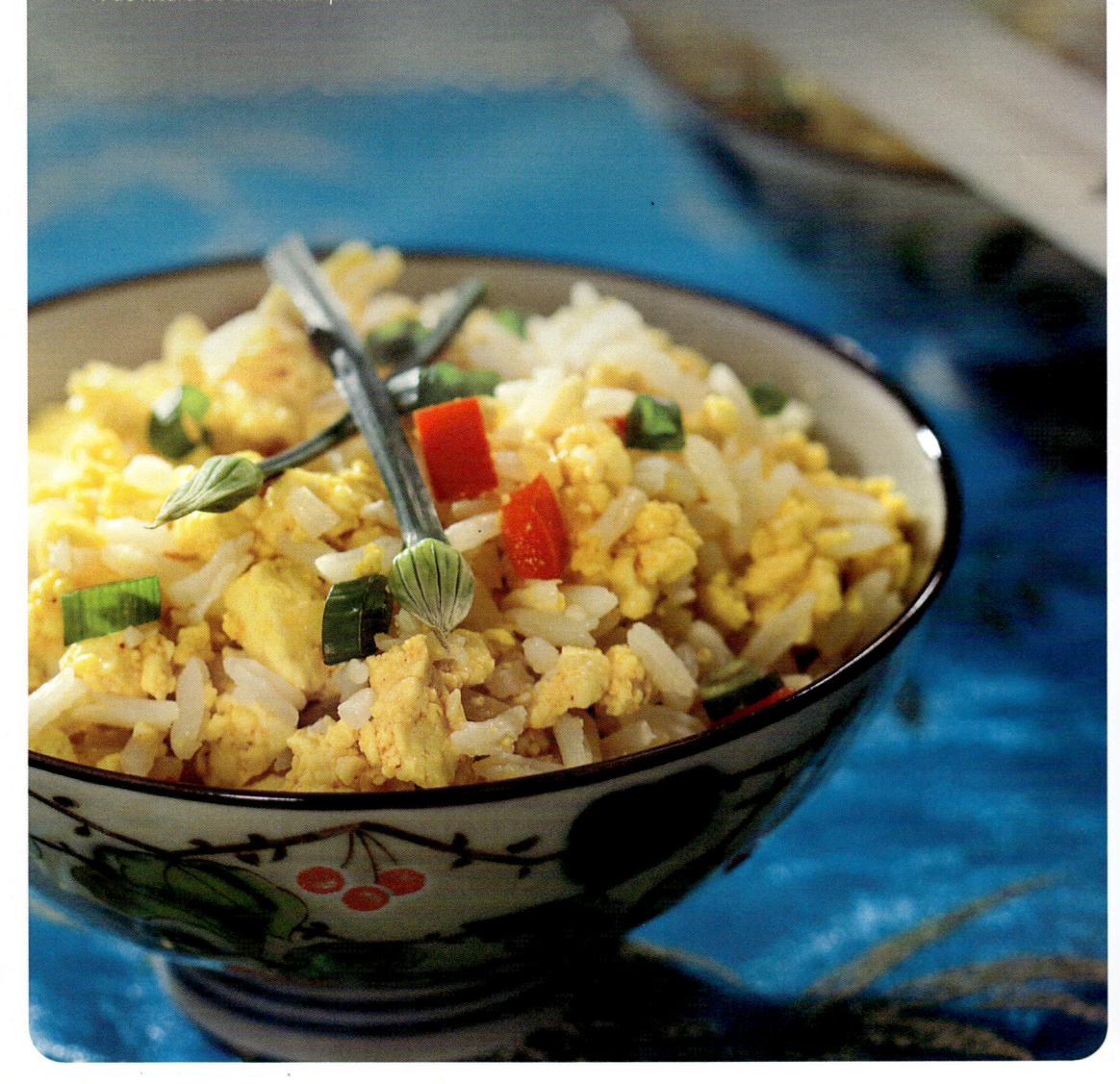

Ingredientes
- 2 xícaras de arroz cozido
- 2 colheres (sopa) de óleo de girassol
- ½ cebola picada
- ½ pimentão vermelho picado
- 1 xícara de tofu firme amassado
- 1 colher (chá) de cúrcuma
- 2 colheres (sopa) de *shoyu*
- ¼ de xícara de cebolinha picada

Preparo: Refogue a cebola no óleo de girassol. Adicione o pimentão e refogue até ficar macio. Acrescente o tofu amassado e tempere com cúrcuma e *shoyu*. Adicione o arroz cozido e misture bem. Salpique a cebolinha e sirva quente.

Rende: 4 porções

TOFU À BRÁS
Julia Guedes

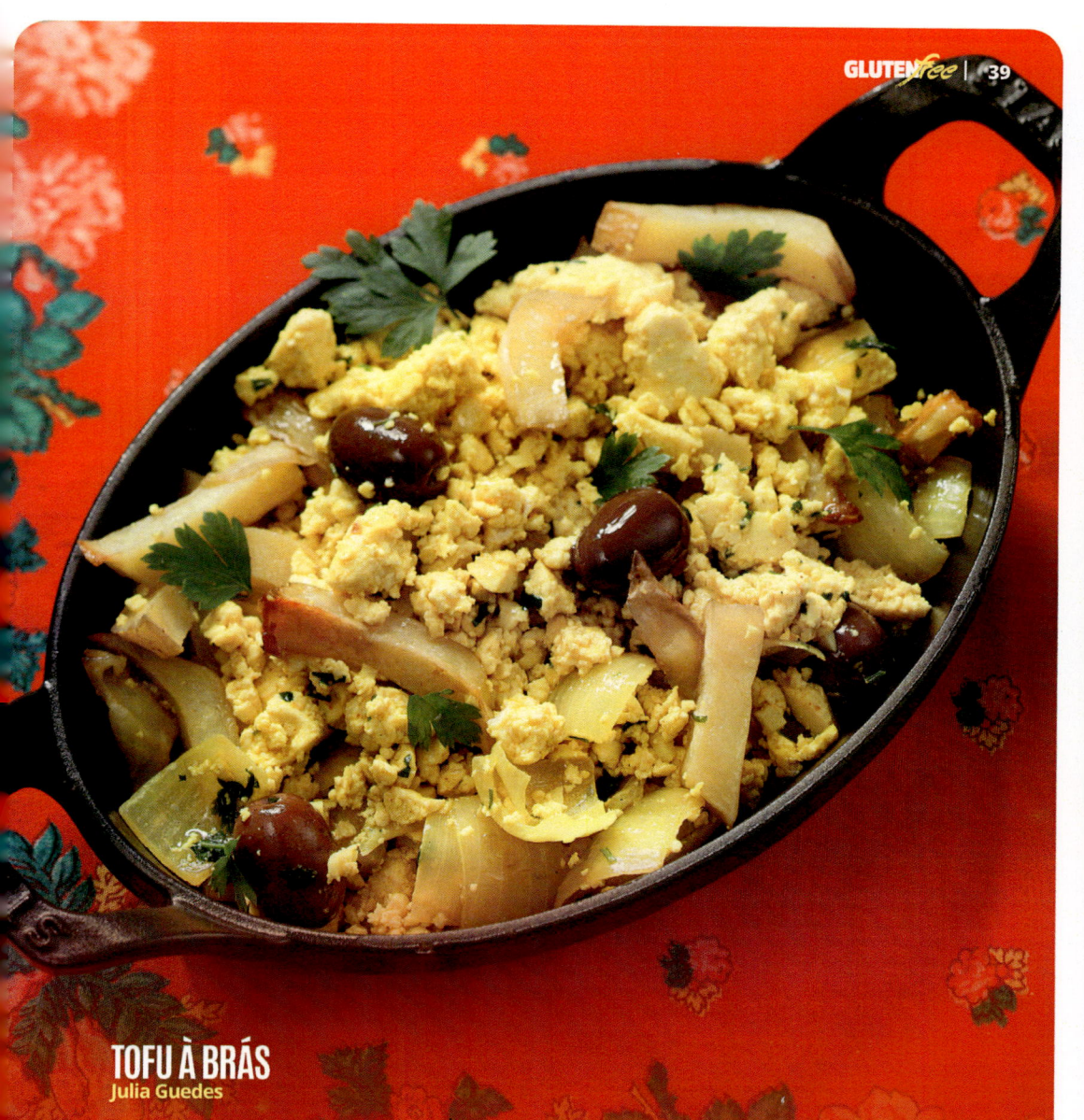

Ingredientes
- 500 g de batata monalisa (aproximadamente 2 batatas grandes)
- 300 g de tofu firme (de preferência orgânico)
- 10 azeitonas pretas
- 3 cebolas cortadas em gomos
- 2 dentes de alho picados
- 4 colheres (sopa) de azeite de oliva
- 1 colher (chá) de açafrão em pó
- Salsinha picada
- Sal e pimenta a gosto

Preparo: Preaqueça o forno a 180 °C. Lave bem a casca das batatas, corte-as em tiras médias, tempere com 2 colheres de azeite e uma pitada de sal e leve ao forno para assar por aproximadamente 40 minutos. Enquanto isso, em uma panela grande, refogue a cebola e o alho no azeite de oliva extravirgem. Corte o tofu em pequenos pedaços e amasse-os com a ajuda de um garfo, apenas para soltar. Adicione o tofu ao refogado e tempere com sal, pimenta e açafrão. Mexa bem para que ele absorva o sabor. Adicione a salsinha picada e, por último, as tiras de batatas assadas. Misture tudo até que ganhe a consistência de um mexido, finalize como preferir e sirva ainda quente.

Rende: 4 porções

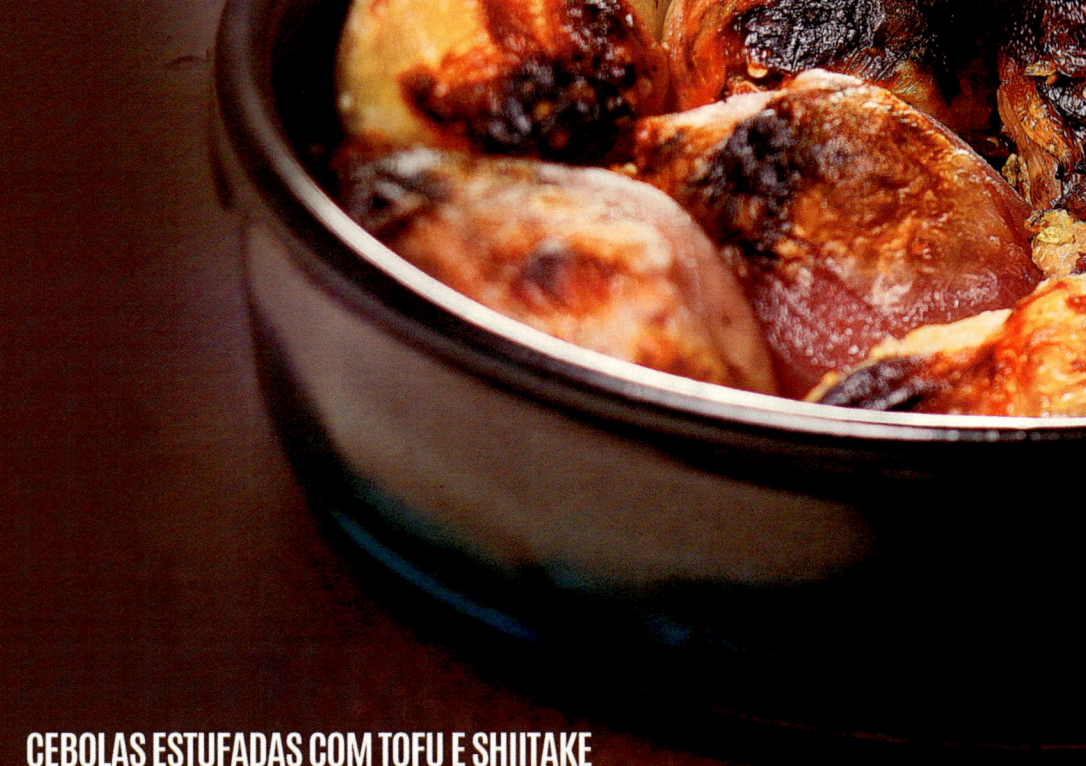

CEBOLAS ESTUFADAS COM TOFU E SHIITAKE
Chef **Priscilla Herrera**

Ingredientes para as cebolas
- 2 cebolas roxas
- 1 cebola branca grande
- 2 colheres (sopa) de melaço de cana
- Sal marinho, azeite e pimenta-do-reino a gosto

Preparo: Preaqueça o forno. Descasque as cebolas e coloque-as inteiras em uma assadeira. Regue com os outros ingredientes e adicione ½ xícara de água na assadeira. Cubra com papel-alumínio e asse por 20 minutos, até que as cebolas estejam macias. Deixe esfriar.

Ingredientes para o recheio
- ¼ de xícara de tofu macio
- 2 colheres (sopa) de azeite de oliva
- ½ limão espremido
- Salsinha, tomilho, sal marinho e pimenta-do-reino a gosto
- ¼ de xícara de quinoa pré-cozida
- ¼ de xícara de lentilha libanesa partida pré-cozida
- 100 g de *shiitake* picado em cubos pequenos
- 2 dentes de alho picados
- Azeite para refogar o *shiitake*
- ¼ de xícara de vinho branco

Preparo: Preaqueça o forno. No liquidificador, bata o tofu, o azeite, o limão e o sal marinho até ficar cremoso. Reserve. Em uma frigideira, doure no azeite o alho. Adicione o *shiitake* e refogue até a água do cogumelo secar. Flambe com o vinho branco e tempere a gosto. Em um *bowl*, misture: *shiitake*, quinoa, lentilha libanesa, temperos a gosto e o creme de tofu. O creme tem de ficar homogêneo e firme para rechear a cebola. Em uma frigideira própria para ir ao forno, regue com azeite de oliva.

Montagem: Com muito cuidado, abra delicadamente as cebolas, coloque o recheio no meio e feche. Coloque lado a lado as cebolas recheadas. Asse-as a 200 ºC por 15 minutos ou até que dourem por completo. Sirva em seguida.

Rende: 6 porções

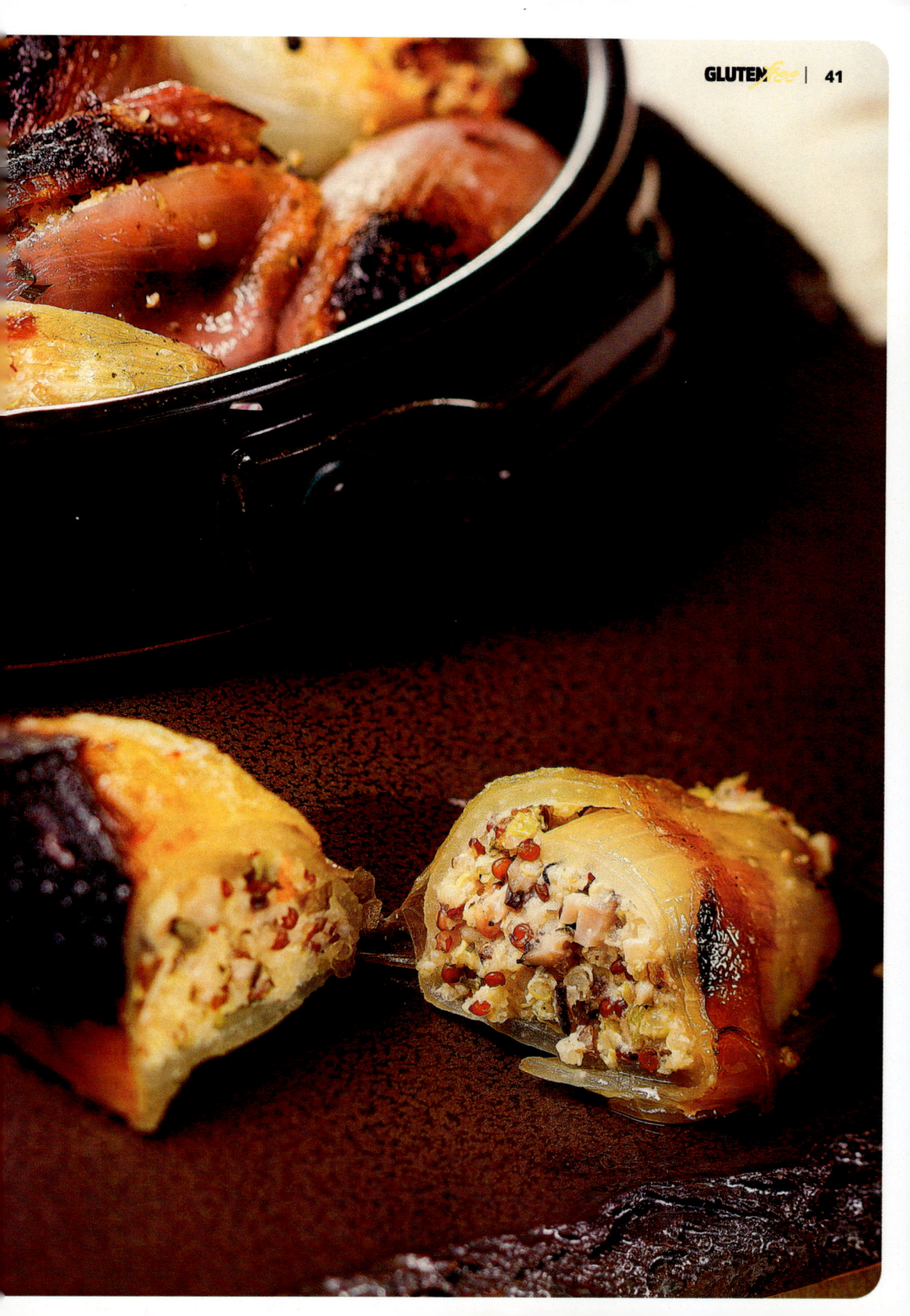

CARURU
Chef Ellen Vitorino

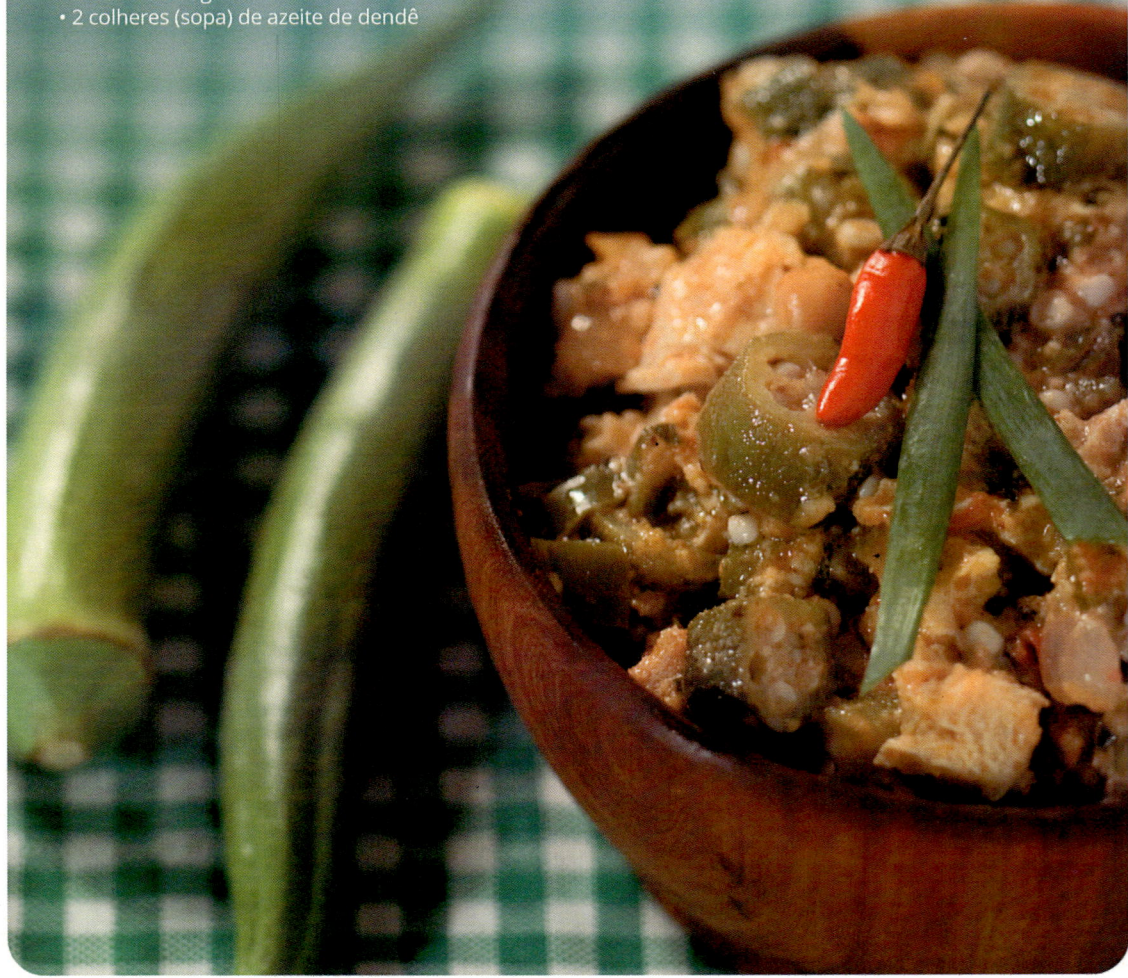

Ingredientes
- 2 colheres (sopa) de azeite
- 1 cebola média descascada e cortada em cubos pequenos
- ½ pimentão médio picado
- 2 dentes de alho socados
- 4 tomates médios picados
- 2 colheres (sopa) de coentro fresco picadinho
- 1 xícara de tofu drenado e cortado em tiras
- 500 g de quiabo picado ou cortado em rodelas
- Sal a gosto
- 2 xícaras de amendoim torrado, descascado e batido no liquidificador
- 2 xícaras de água
- 2 colheres (sopa) de azeite de dendê

Preparo: Aqueça o azeite e refogue a cebola, o alho e o pimentão. Adicione os tomates e tempere com coentro. Acrescente o tofu picado e o quiabo. Tempere com sal e acrescente água. Quando o quiabo estiver macio, junte o amendoim. Coloque duas ou mais colheres de sopa de azeite de dendê.

Rende: 4 porções

BERINJELA RECHEADA
Chef Ellen Vitorino

Ingredientes
- 2 berinjelas fatiadas (corte do cabo até a ponta)
- ½ xícara de molho de alho e ervas
- ½ cebola picada
- 2 dentes de alho picados
- 3 colheres (sopa) de azeite de oliva
- 400 g de tofu firme amassado
- 1 maço de espinafre fervido, escorrido e picado
- Sal e pimenta-do-reino a gosto
- ½ colher (chá) de noz-moscada
- 2 xícaras de molho de tomate

Ingredientes para o molho de ervas
- ½ xícara de azeite de oliva
- 1 ou 2 dentes de alho
- ½ colher (chá) de orégano
- ½ colher (chá) de manjericão ou ervas fina

Preparo: Para preparar o molho de ervas, bata tudo no liquidificador até obter um creme homogêneo. Reserve. Salpique as berinjelas fatiadas com sal e deixe em um escorredor por 15 minutos. Espalhe o molho de ervas sobre as berinjelas e misture para que todas fiquem cobertas com o molho. Use uma grelha ou frigideira antiaderente para grelhar as berinjelas até ficarem macias. Reserve. Agora prepare o recheio. Salteie a cebola e o alho no azeite até a cebola ficar transparente. Acrescente o espinafre e tempere com a noz-moscada. Misture bem. Cozinhe por 4 minutos mexendo sempre até secar o caldo. Acrescente o tofu e misture. Tempere com sal e pimenta-do-reino e deixe cozinhar por 5 minutos. Use duas colheres de sopa para rechear cada fatia de berinjela. Coloque em um refratário untado com azeite, cubra com molho de tomate e leve ao forno para gratinar. Sirva quente.

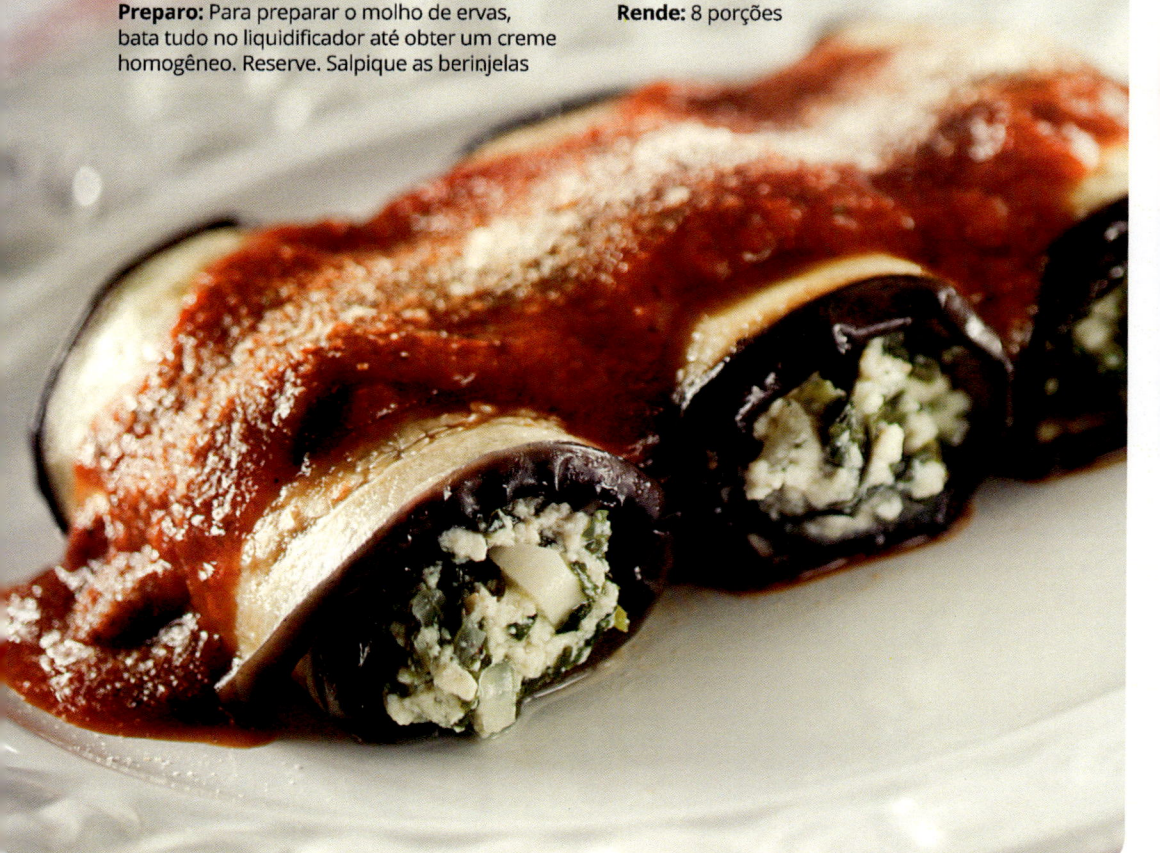

Rende: 8 porções

MOUSSE DE CHOCOLATE
Chef **Daniel Biron**

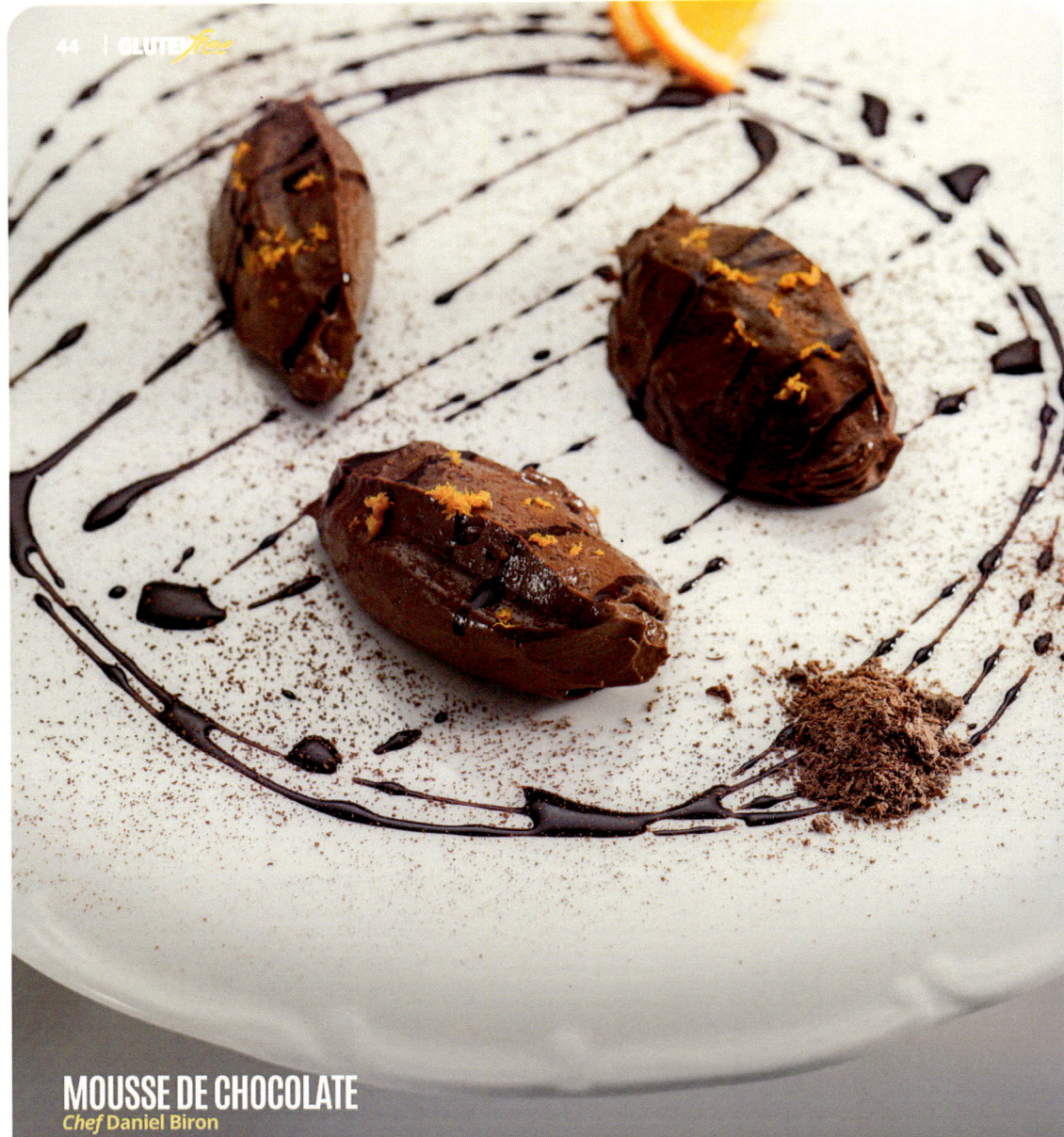

Ingredientes
- 2 barras de chocolate meio amargo (300 g)
- 1 xícara de leite de soja
- 1 peça de tofu extra *soft* drenado (400 g)
- 1 xícara de açúcar mascavo
- 2 colheres (sopa) de cacau em pó
- 1 colher (sopa) de casca de laranja ralada
- 1 colher (sopa) de água de flor de laranjeira
- ¼ de colher (chá) de sal marinho

Preparo: Derreta o chocolate em banho-maria. Ferva o leite de soja e despeje sobre o chocolate. Misture e deixe esfriar um pouco. Em um processador, coloque o tofu e bata até ficar bem cremoso. Desligue. Raspe as laterais com uma espátula de borracha e continue processando. Adicione o açúcar mascavo, o cacau, a água de flor de laranjeira, a casca de laranja ralada e o sal. Misture até incorporar bem. Transfira a mistura de chocolate e leite de soja para o processador. Bata até ficar homogêneo. Coloque o mousse em recipientes individuais. Refrigere por 8 horas antes de servir.

Rende: 8 porções

CAMADAS DE FRUTAS VERMELHAS
Chef Ellen Vitorino

Ingredientes
- 200 g de frutas vermelhas congeladas (amoras, morangos, mirtilos, cerejas)
- ½ xícara de açúcar de confeiteiro
- 200 g de tofu extra *soft*
- Suco de 1 limão
- ½ colher (sopa) de baunilha
- 2 colheres (sopa) de açúcar
- 2 xícaras de granola

Preparo: Bata o tofu, o açúcar, a baunilha e o suco de limão no liquidificador formando um creme. Retire e reserve. Em seguida, bata as frutas vermelhas e o açúcar de confeiteiro no liquidificador ou em um processador de alimentos formando um "sorvetinho" macio. Em uma taça, intercale camadas com o creme de frutas, o de tofu e a granola repetindo até encher a taça. Finalize com a granola. Sirva em seguida.

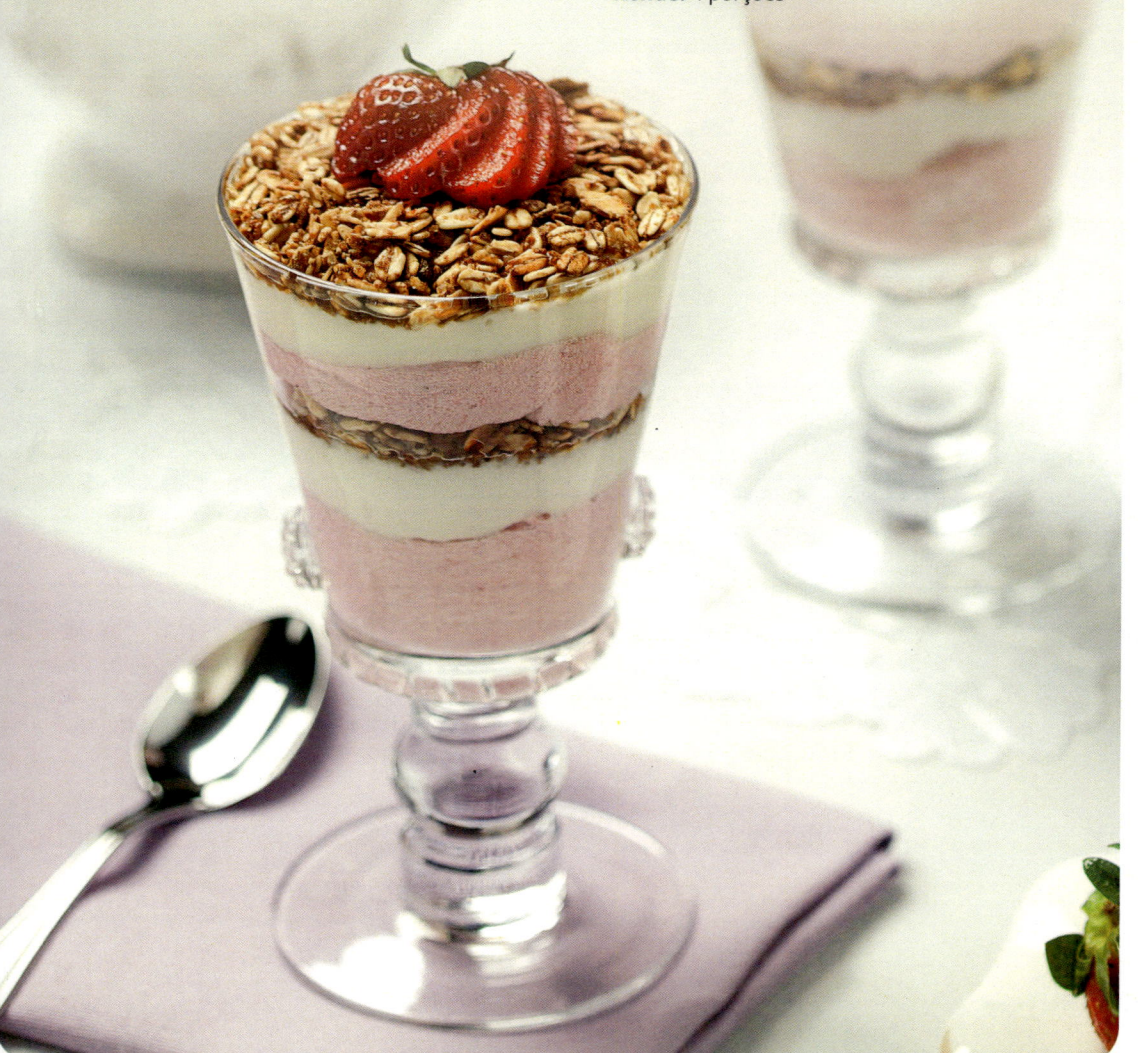

Rende: 4 porções

SMOOTHIE DE CACAU
Chef **Renata Baldin**

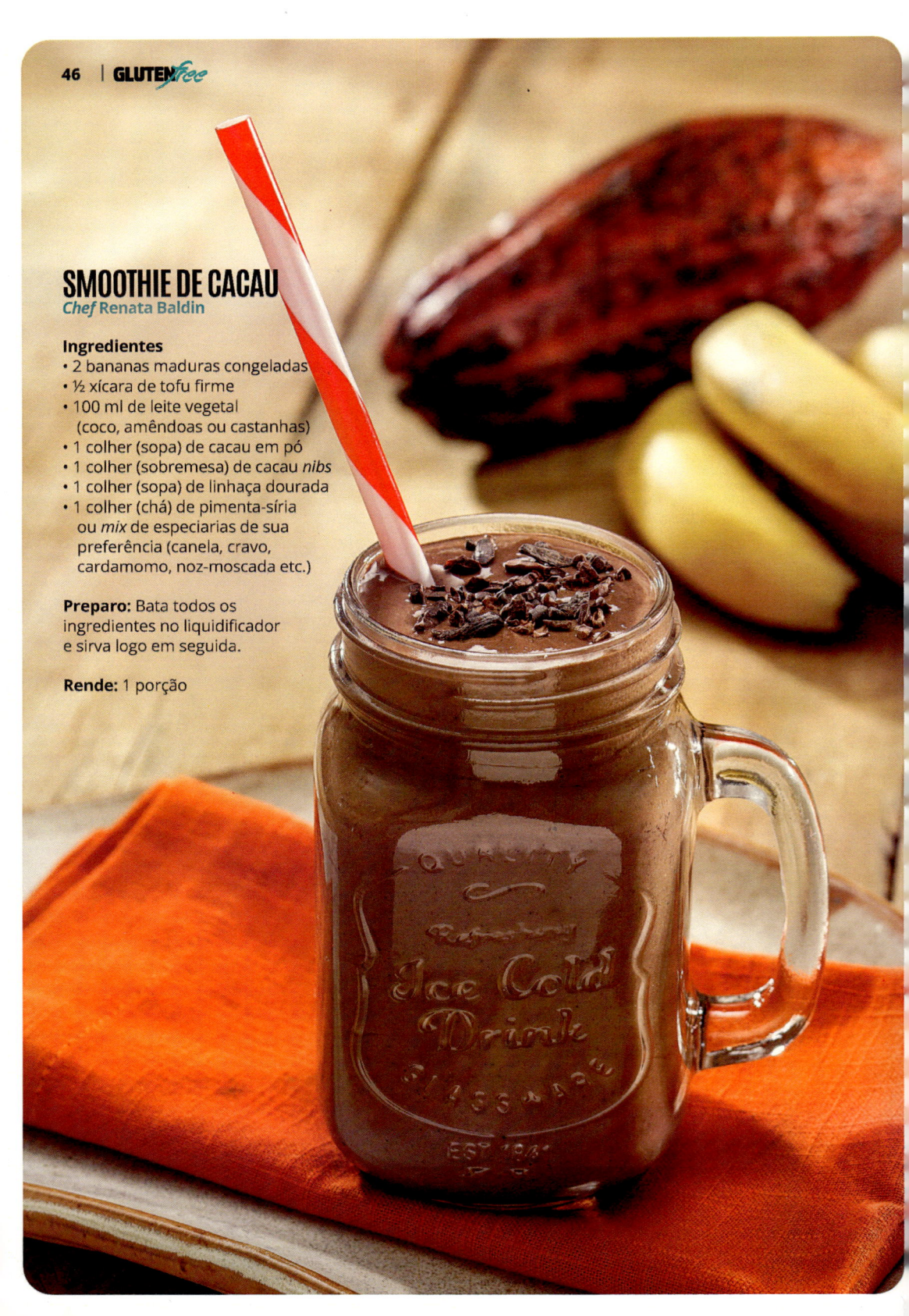

Ingredientes
- 2 bananas maduras congeladas
- ½ xícara de tofu firme
- 100 ml de leite vegetal (coco, amêndoas ou castanhas)
- 1 colher (sopa) de cacau em pó
- 1 colher (sobremesa) de cacau *nibs*
- 1 colher (sopa) de linhaça dourada
- 1 colher (chá) de pimenta-síria ou *mix* de especiarias de sua preferência (canela, cravo, cardamomo, noz-moscada etc.)

Preparo: Bata todos os ingredientes no liquidificador e sirva logo em seguida.

Rende: 1 porção

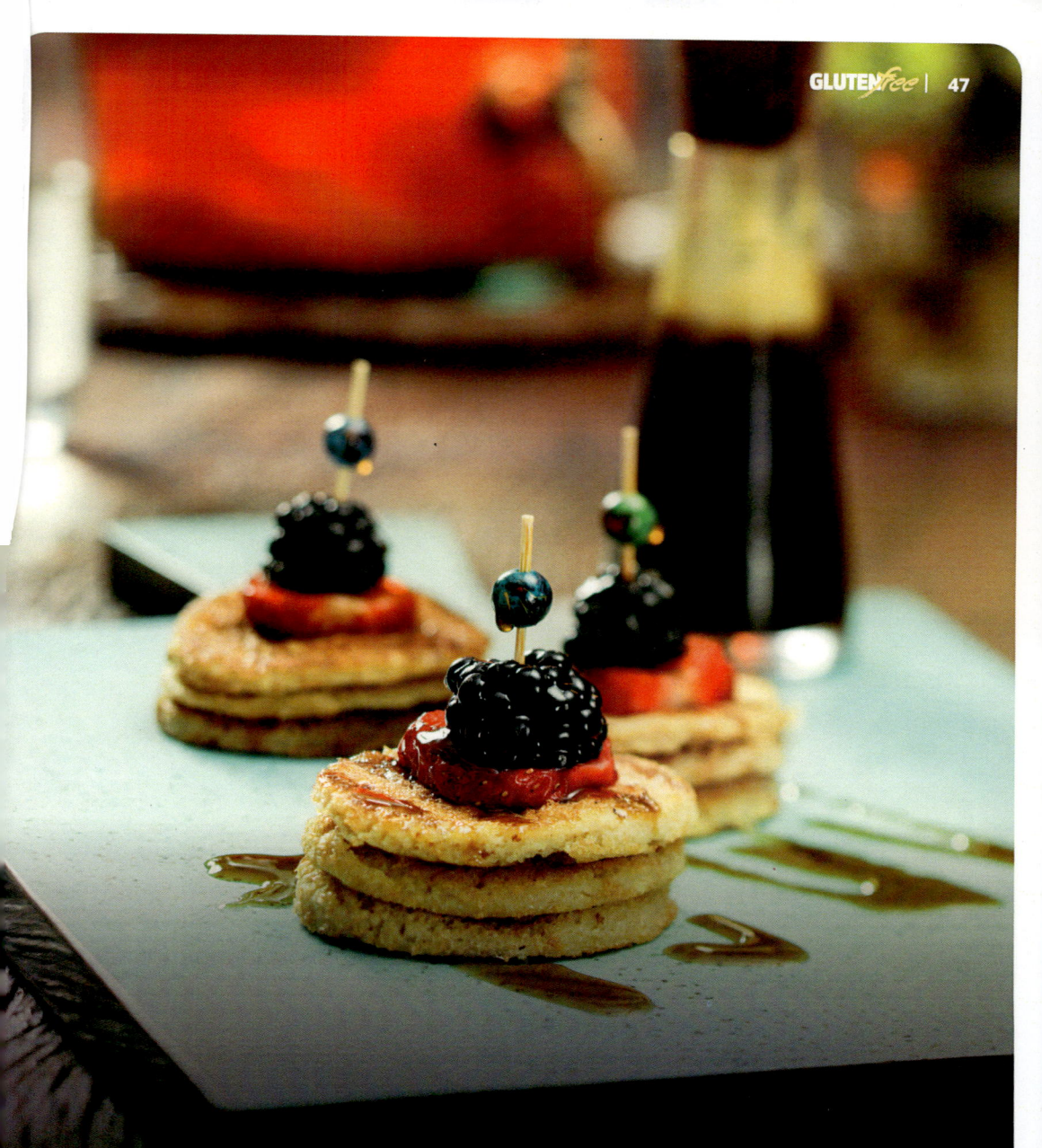

PANQUECA DE TOFU
Chef Giov

Ingredientes
- 175 g de tofu
- 1 colher (chá) de extrato de baunilha
- 200 ml de leite de amêndoas
- 125 g de farinha de arroz
- ½ colher (chá) de bicarbonato de sódio
- 2 colheres (sopa) de açúcar mascavo
- ½ colher (chá) de cardamomo moído
- ½ colher (chá) de sal

Preparo: Bata tudo no liquidificador. Em seguida, unte uma frigideira com óleo de coco e vá fazendo as panquequinhas. Sirva com melado de cana e frutas.

Rende: 8 panquecas

MOUSSE DE CHOCOLATE COM CALDA
Chef **Giovanna Vilela**

Ingredientes para a mousse
- 1 xícara de tofu firme
- ½ xícara de cacau em pó 100%
- ½ xícara de tâmaras
- ½ xícara de pasta de amêndoas ou amendoim
- 1 colher (chá) de canela em pó
- Açúcar de coco a gosto (opcional)

Ingredientes para a calda
- 1 xícara de morangos
- ½ xícara de framboesas
- ⅓ de xícara de mirtilos (*bluberries*)
- 1 xícara de suco de laranja
- ⅓ de xícara de açúcar de coco
- ¼ de xícara de suco de limão

Preparo da calda: Em uma panela, coloque todos os ingredientes e deixe ferver até chegar no ponto de preferência. Caso deseje uma calda com menos pedaços, amasse as frutas até formar um purê.

Preparo: Deixe as tâmaras de molho por 3 horas em um terço de xícara de água. Em seguida, bata até formar uma pasta. Esprema o tofu para drenar toda a água e misture-o com as tâmaras. Acrescente os outros ingredientes, bata, coloque em forminhas e deixe gelar. Sirva com calda de frutas vermelhas.

Rende: 2 porções

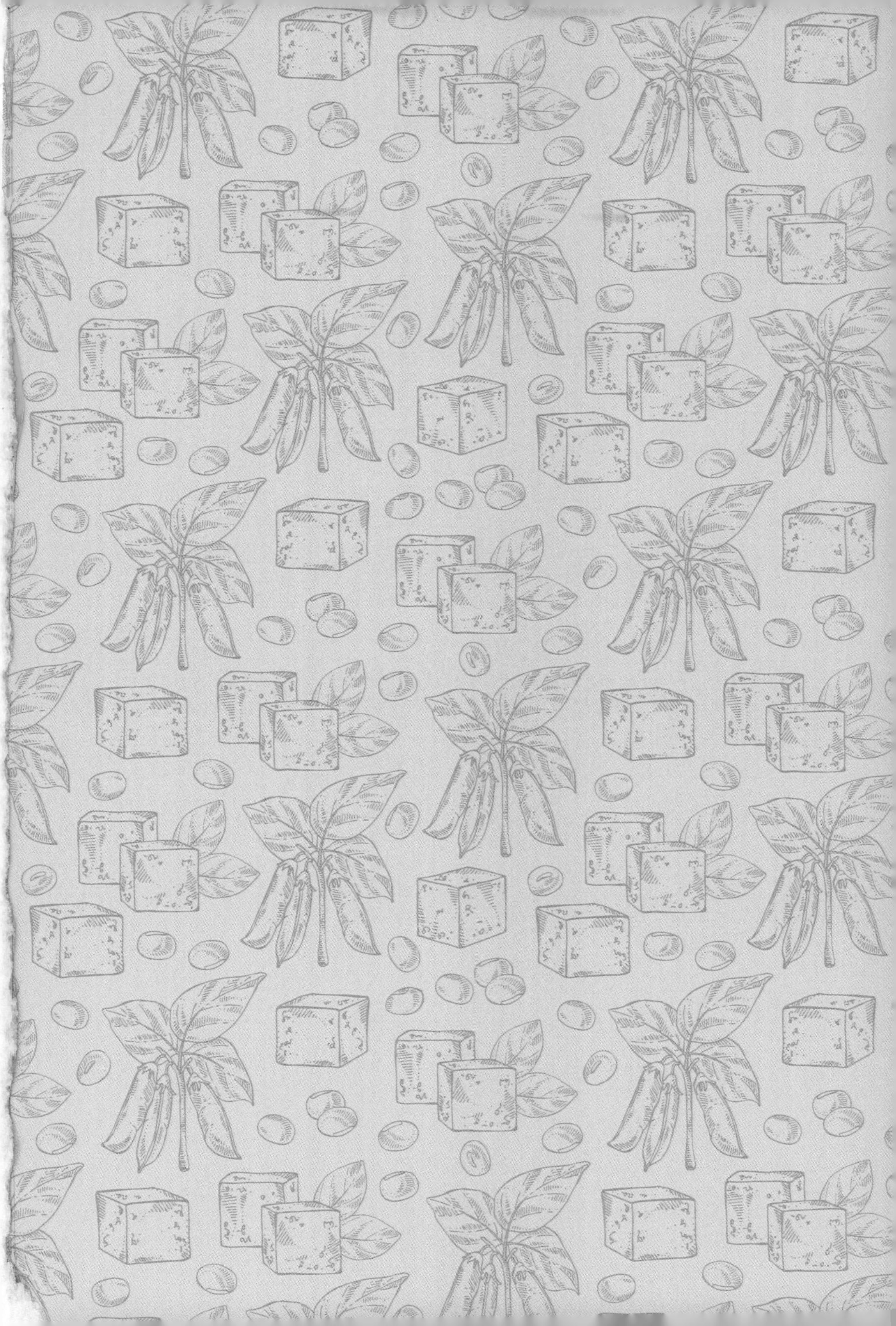

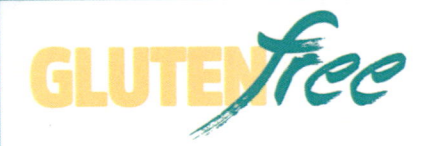

GLUTEN free

TOFU
28 receitas sem glúten

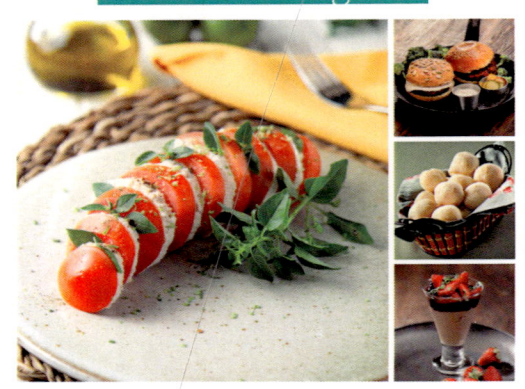

O tofu é um derivado da soja rico em proteína, de baixa caloria e extremamente versátil na cozinha. Neste volume da **Gluten Free**, você vai conhecer suas propriedades nutricionais e todos os benefícios desse rico alimento para a saúde. E ainda aprende a preparar 28 receitas doces e salgadas, todas sem glúten e com fotos de excelente qualidade.

Conheça também
Coleção Cura Pelos Vegetais

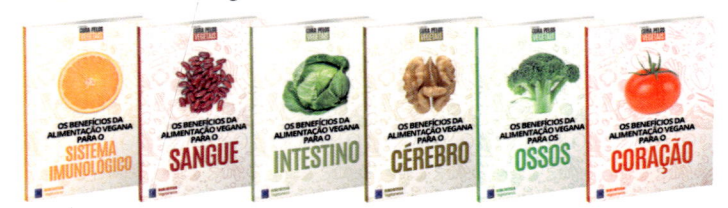

Você já sabe que a alimentação vegana é ótima para a sua saúde. Com esta coleção você vai entender como ela atua em órgãos e sistemas do seu corpo. São informações que vão fazer toda a diferença pra você.

EDITORA EUROPA

Para mais detalhes desta e de outras publicações da **Editora Europa**, ligue 0800 8888 508 ou (11) 3038-5050 (SP) ou acesse www.europanet.com.br

9 786558 841265

COLEÇÃO VOUPRA

OFERECIMENTO: voupra.com

PORTO DE GALINHAS
PRAIAS | PASSEIOS | GASTRONOMIA | RESORTS

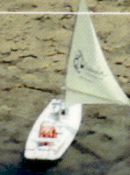

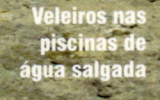

EDITORA EUROPA

Veleiros nas piscinas de água salgada

R$ 49,90

9 786558 841326

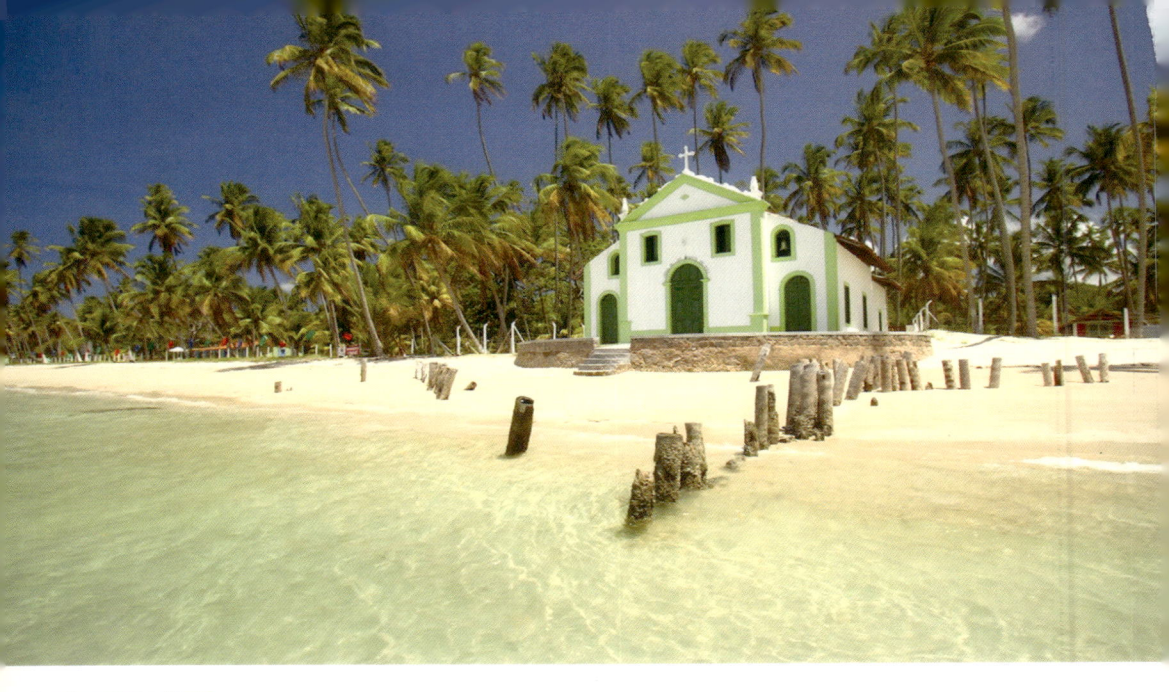

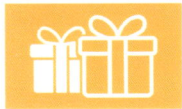

CONTEMPLA PRESENTES EXCLUSIVOS. A FAMOSA PROMOÇÃO!
NOVOS PRESENTES A CADA VIAGEM, MUITO MAIS DIVERSÃO.

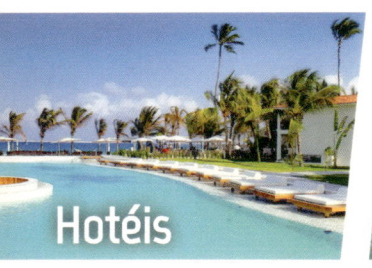

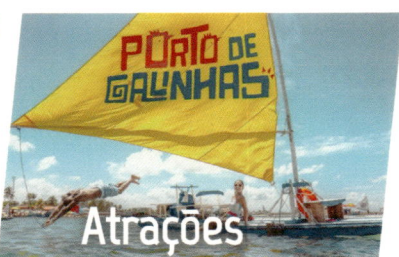

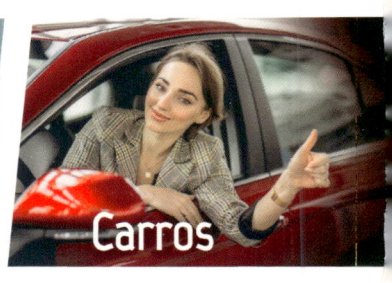

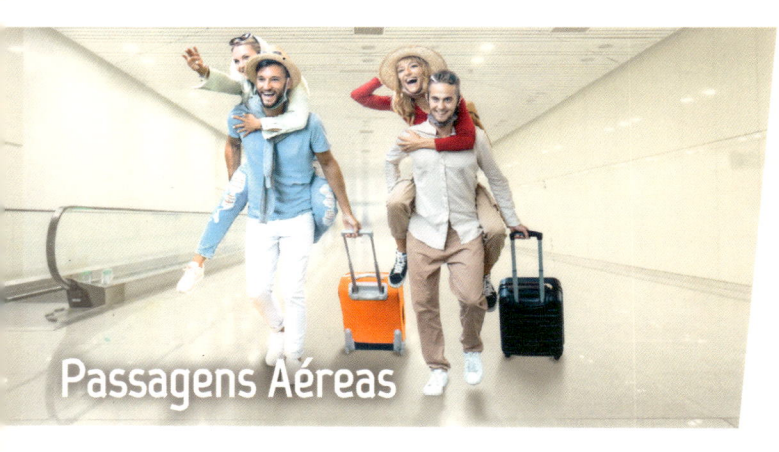

Hotéis

Atrações

Carros

Passagens Aéreas

DIVERSÃO COMPLETA PARA VOCÊ EM ATÉ 12X SEM JUROS

Acesse pelo QR CODE grandes ofertas

CERTIFICADO RA1000 ReclameAQUI — MELHOR AVALIAÇÃO EM TODO O BRASIL

Avenida Paulista, 1079
São Paulo - SP

voupra.com

voupranos